Palak H. Shah
Rashmi Venkatesh
Chandramani B. More

Dor orofacial: um guia para médicos orais

Palak H. Shah
Rashmi Venkatesh
Chandramani B. More

Dor orofacial: um guia para médicos orais

ScienciaScripts

Publisher:
Sciencia Scripts
is a trademark of
Dodo Books Indian Ocean Ltd. and OmniScriptum S.R.L publishing group

120 High Road, East Finchley, London, N2 9ED, United Kingdom
Str. Armeneasca 28/1, office 1, Chisinau MD-2012, Republic of Moldova, Europe
Printed at: see last page
ISBN: 978-620-7-94605-1

ÍNDICE

Prefácio

A dor orofacial é o sintoma de apresentação de um vasto espetro de doenças. Enquanto sintoma, pode dever-se a doenças das estruturas orofaciais, a doenças músculo-esqueléticas ou reumáticas generalizadas, a doenças do sistema nervoso periférico ou central ou a anomalias psicológicas; ou a dor pode ser referida a partir de outras fontes. A dor também pode ocorrer na ausência de anomalias físicas, imagiológicas ou laboratoriais detectáveis. Algumas destas perturbações são facilmente reconhecidas e tratadas, enquanto outras desafiam a classificação e não respondem aos métodos de tratamento actuais. Para avaliar e tratar eficazmente os doentes, o médico tem de recolher a história clínica adequada, efetuar uma avaliação clínica pormenorizada, incluindo um exame físico completo da cabeça e pescoço e dos dentes, testes neurológicos, avaliação laboratorial e, eventualmente, consultas com outros prestadores de cuidados de saúde. Além disso, o médico deve desenvolver um plano de tratamento que seja consistente com o padrão de cuidados estabelecido pela literatura científica atual e pelas evidências.

Este livro tem como objetivo oferecer critérios de diagnóstico práticos e sugerir orientações para o tratamento eficaz de doentes que sofrem de dor na região orofacial. O livro será útil para os estudantes de licenciatura e pós-graduação em ciências da saúde, bem como para os profissionais que lidam com casos de dor orofacial.

Palak H. Shah

Este livro é dedicado a...

Os meus pais, Sr. Hasmukh K. Shah e Sra. Jayshree H. Shah,
Meu querido irmão, Sr. Harsh H. Shah
E
Ao meu respeitado professor e guia, Dr. Rashmi Venkatesh

CAPÍTULO 1

INTRODUÇÃO

"A dor e a morte fazem parte da vida; rejeitá-las é rejeitar a própria vida"

- Havelock Ellis

O ser humano é um organismo fenomenal com uma complexidade que ultrapassa em muito a imaginação das melhores mentes científicas. O ser humano é um sistema músculo-esquelético que é envolvido por um envelope que o separa do ambiente. O envelope é constituído pelas estruturas cutâneas e mucogengivais. Estas estruturas fornecem ao indivíduo informações sobre o ambiente, de modo a que possam ser realizadas acções adequadas para preservar o organismo. As estruturas básicas precisam de receber alimentos ou nutrientes, pelo que existe um sistema de abastecimento para realizar esta tarefa. O sistema de abastecimento é capaz de receber alimentos e ar e convertê-los em energia que pode ser utilizada pelas células. O sistema de abastecimento é composto pelos sistemas digestivo, pulmonar e circulatório.[1]

Devido à complexidade destes sistemas, existe um sistema de controlo principal para coordenar todas estas actividades. Este sistema é conhecido como sistema nervoso e está dividido em várias partes funcionais. O sistema nervoso periférico transmite informações provenientes das estruturas músculo-esqueléticas e cutâneas. O sistema nervoso autónomo controla a atividade dos sistemas de alimentação e é predominantemente responsável pela regulação do fluxo sanguíneo, da respiração e da digestão. A coordenação do sistema nervoso periférico e do sistema nervoso autónomo é assegurada pelo sistema nervoso central.[1]

O sistema nervoso periférico transmite uma variedade de sensações, tais como sensações gerais que incluem sensações gerais como o tato, a temperatura, a pressão, a dor e a propriocepção e sensações especiais como a visão, o olfato, a audição, o olfato e o equilíbrio. A dor é um tipo de sensação geral transmitida por receptores especializados conhecidos como nociceptores.[2]

A palavra *DOR* deriva da palavra inglesa média (cerca de 12501300 AD) *peine* que significa castigo, tortura, dor. Esta palavra deriva do francês antigo, que deriva do latim *poena*, que significa castigo, dor. Esta palavra deriva da palavra grega antiga *poin* que significa pena. A palavra inglesa pain foi utilizada em 1297 como "castigo", especialmente por um crime; também (c. 1300) [3]

Aristóteles (384-322 a.C.) pensou na dor como uma emoção, tal como a alegria e Thomas More (1478-1535) afirmou que a dor é "o oposto direto do prazer". René Descartes (1596-1650) considerou-a como uma sensação, como o calor ou o frio e, devido à sua perceção do homem como uma máquina (revolucionária para a época), também notou que a dor era um sinal de patologia física (Teoria da Especificidade). Descarte definiu a dor como "partículas de fogo em movimento rápido ... a perturbação passa ao longo do filamento nervoso até chegar ao cérebro..." *Descartes (1664)*. Mais tarde, Dunglison (1846) definiu a dor como "uma sensação desagradável, que dificilmente admite uma definição". Harris (1849) definiu a dor como o diminutivo da palavra "dolor". Mathison (1958) chamou à dor "uma emoção tão vaga como o amor e tão difícil de definir". A Associação Internacional para o Estudo da Dor (IASP), em 1975, definiu-a como "uma experiência sensorial e emocional desagradável associada a danos reais ou potenciais nos tecidos, ou descrita em termos de tais danos".[3]

O conceito de dor evoluiu de uma sensação unidimensional para o de uma experiência multidimensional que engloba qualidades sensoriais-discriminativas, cognitivas, motivacionais e afectivas.[4] A dimensão cognitiva representa a capacidade do sujeito para compreender e avaliar o significado da experiência. O aspeto emocional representa os sentimentos que são gerados. Parece existir um centro de dor/prazer nas estruturas límbicas que motiva fortemente o indivíduo, o que é representado pela dimensão motivacional.[1]

As palavras *dor* e *sofrimento* têm sido frequentemente utilizadas como sinónimos, mas a experiência do sofrimento tem sido diferenciada da dor. O sofrimento tem sido definido como incluindo a experiência da dor, mas também como incluindo a vulnerabilidade, a desumanização, a perda do sentido de si próprio, o bloqueio dos esforços de sobrevivência, a falta de controlo sobre o tempo e o espaço e a incapacidade de encontrar significado ou objetivo na experiência dolorosa. O termo *sofrimento* tenta transmitir a experiência da dor para além dos atributos sensoriais.

A dor, no modelo médico, é considerada um sintoma de doença, que deve ser diagnosticado e tratado. Infelizmente, nem sempre é possível estabelecer uma causa e um diagnóstico. As tentativas repetidas de identificar uma causa física podem resultar em investigações e tratamentos desnecessários e por vezes prejudiciais. Estabelecer um diagnóstico preciso e proporcionar um tratamento eficaz tornaram-se grandes desafios na medicina e na medicina dentária. Isto levou ao desenvolvimento de um modelo bio-comportamental ou biopsicossocial para explicar os fenómenos observados em pacientes com dor crónica.[4]

Neste modelo, a dor não é dividida em componentes físicos e psicológicos. Em vez disso, os factores físicos, psicológicos e sociais são vistos como forças que se influenciam mutuamente e que têm o potencial de criar um número infinito de experiências de dor únicas.

O sistema biológico lida com os substratos anatómicos, estruturais e moleculares da doença. O sistema psicológico lida com os efeitos da motivação e da personalidade na experiência da doença e nas reacções à doença. O sistema social trata das influências culturais, ambientais e familiares na expressão e na experiência da doença. Cada sistema afecta e é afetado por todos os outros.[4]

A dor, especialmente a dor crónica, é um importante problema de saúde.[1] A dor no sistema oral e maxilofacial representa um importante problema médico e social.[5] A dor é sempre subjectiva. Cada indivíduo aprende a aplicação da palavra através de experiências relacionadas com lesões no início da vida.[4] Indivíduos diferentes que sentem uma estimulação nociva idêntica sentem dor de formas diferentes e reagem a níveis diferentes de sofrimento. Por conseguinte, o examinador tem a tarefa de obter do doente informações suficientes para compreender a sensação de dor e o significado que esta tem para o doente.[1]

Para avaliar e tratar eficazmente os doentes, o médico tem de fazer perguntas, analisar as respostas, questionar o doente e sintetizar a informação. O médico deve efetuar uma avaliação clínica adequada, incluindo um exame físico completo da cabeça e pescoço e dos dentes, testes neurológicos, estudos de amplitude de movimentos, avaliação laboratorial e, eventualmente, consultas com outros prestadores de cuidados de saúde. Além disso, o médico deve desenvolver um plano de tratamento que seja consistente com o padrão de cuidados estabelecido pela literatura científica atual e pelas evidências.[5]

A dor orofacial (DPO) é o sintoma de apresentação de um vasto espetro de doenças. Enquanto sintoma, pode dever-se a doenças das estruturas orofaciais, a doenças musculoesqueléticas ou reumáticas generalizadas, a doenças do sistema nervoso periférico ou central (SNC) ou a anomalias psicológicas; ou a dor pode ser referida a partir de outras fontes (por exemplo, músculos cervicais ou patologia intracraniana). A OFP também pode ocorrer na ausência de anomalias físicas, imagiológicas ou laboratoriais detectáveis. Algumas destas perturbações são facilmente reconhecidas e tratadas, enquanto outras desafiam a classificação e não respondem aos métodos de tratamento actuais. As possíveis causas da dor orofacial são consideráveis e atravessam as fronteiras de muitas disciplinas médicas e dentárias. Muitas vezes, é necessária uma abordagem interdisciplinar para estabelecer um diagnóstico e para o tratamento.[4]

A gestão clínica da dor orofacial é a principal preocupação dos profissionais de saúde em todo o mundo. O tratamento tornou-se eficaz no caso da dor pós-cirúrgica, mas o mesmo não se pode dizer em relação à dor clínica ou patológica. Isto deve-se ao facto de a causa da dor pós-cirúrgica ser óbvia, enquanto a dor clínica representa circunstâncias diferentes. Os mecanismos que estão envolvidos na dor clínica parecem ser diferentes dos que causam a dor cirúrgica e não são certamente tão bem compreendidos.[1] Assim, a gestão eficaz da dor orofacial representa um desafio significativo para os prestadores de cuidados de saúde.[5]

A compreensão dos diferentes mecanismos da dor, o diagnóstico da etiologia correta da dor e o seu tratamento eficaz é uma tarefa complicada. Assim, esta Dissertação de Biblioteca tem como objetivo oferecer critérios práticos de diagnóstico e sugerir diretrizes para o tratamento eficaz de pacientes que sofrem de dor na região orofacial.

"Temos de abraçar a dor e queimá-la como combustível para a nossa viagem."

- Kenji Miyazawa

CAPÍTULO 2

O QUE É A DOR?

<u>**Definição:**</u>

Dor:

A Associação Internacional para o Estudo da Dor descreve a dor como: "Uma experiência sensorial e emocional desagradável associada a danos reais ou potenciais nos tecidos, ou descrita em termos de tais danos". [1,6,7]

<u>**Terminologias**</u>[6] :

Dor aguda : A dor aguda tem geralmente um início súbito e um fim previsível. Está mais frequentemente associada a um traumatismo ou a uma doença aguda.

Dor crónica : A dor crónica é geralmente descrita como uma dor que dura há 3 ou mais meses. No entanto, também se aplica à dor que dura mais tempo do que o tempo de cura normal esperado.

Alodinia : Dor causada por um estímulo que normalmente não produz dor. Por exemplo, um toque ligeiro na pele não lesionada provoca dor.

Analgesia : Ausência de dor em resposta a um estímulo que normalmente seria doloroso. Por exemplo, não sentir uma picada de alfinete na pele.

Parestesia : Sensação anormal (mas não desagradável), espontânea ou evocada.

Disestesia : Sensação anormal desagradável, espontânea ou evocada.

Anestesia dolorosa: Dor paradoxal numa região de perda sensorial na sequência de uma lesão de um nervo craniano ou de uma raiz nervosa; observa-se mais frequentemente após o tratamento cirúrgico do gânglio ou da raiz do trigémeo para a nevralgia.

Hiperestesia : Aumento da sensibilidade à estimulação. Por exemplo, um toque ligeiro é percepcionado como forte.

Hiperalgesia : Uma resposta aumentada a um estímulo que é normalmente doloroso. Por exemplo, uma picada de alfinete é sentida de forma mais dolorosa do que o normal.

Hiperalgesia : Uma resposta aumentada a um estímulo que é normalmente doloroso. Por exemplo, uma picada de alfinete é sentida de forma mais dolorosa do que o normal.

Hiperpatia : Síndrome dolorosa com reação aumentada a um estímulo e um limiar aumentado; pode estar presente uma identificação e localização deficientes do estímulo, sensações retardadas e irradiantes, e sensação posterior.

Hipoalgesia : Redução da sensação de dor perante um estímulo normalmente doloroso.

Hipoestesia : Diminuição da sensibilidade aos estímulos, com exceção dos sentidos especiais.

Causalgia : Síndrome de dor em queimadura contínua, alodinia e hiperpatia após uma lesão nervosa traumática, frequentemente associada a disfunção vasomotora e sudomotora (secreção de suor) e, posteriormente, a alterações tróficas.

Dor central : Dor iniciada ou causada por uma lesão primária ou disfunção no sistema nervoso central (cérebro e medula espinal).

Nevralgia : Dor na distribuição de um nervo ou nervos.

Neurite : Inflamação de um nervo ou nervos.

Neuropatia: Perturbação da função ou alteração patológica de um nervo.

Dor neuropática : Dor iniciada ou causada por uma lesão primária ou disfunção do sistema nervoso.

Várias apresentações clínicas da dor:

A palavra dor tem significados diferentes para indivíduos diferentes. O clínico que tenta compreender e gerir a dor precisa de ter uma apreciação completa dos diferentes tipos de dor que podem ser encontrados.[1,7]

Dor aguda versus dor crónica

A dor aguda é uma sensação desagradável de início súbito ou recente e de duração limitada ao tempo normal de cura ou ao tempo necessário para neutralizar os factores irritantes ou causais. A dor crónica é uma dor que persiste após a resolução de outros aspectos da perturbação ou da doença e que, normalmente, dura mais de 6 meses ou para além do tempo normal de cura de uma lesão ou dor aguda; pode ter associadas experiências sensoriais, perceptuais e emocionais desagradáveis, acompanhadas de respostas comportamentais e psicológicas.

Dor primária versus dor secundária

O local onde a dor é sentida pode ou não identificar a localização da fonte de dor. A dor primária é a dor localizada sobre a verdadeira fonte de input nociceptivo. Quando a dor é sentida num local diferente da fonte nociceptiva, é designada por dor secundária. A dor secundária pode ser *dor referida* ou *dor heterotrópica.*

Dor evocada por estímulo versus dor espontânea

A maioria das dores somáticas primárias resulta da estimulação de estruturas neurais que inervam o local. As caraterísticas clínicas apresentadas pela dor evocada por estímulo estão relacionadas com a localização, o momento e a intensidade do estímulo. Algumas dores, no entanto, ocorrem espontaneamente e não requerem uma força de simulação. Por exemplo, a dor neuropática

Dor somática vs. dor neuropática

A dor resultante de danos nos tecidos e da subsequente libertação de substâncias químicas que actuam como estímulos nocivos que são percebidos pelo cérebro como dor é a dor somática, também designada por dor nociceptiva. A dor iniciada ou causada por uma lesão primária, disfunção ou perturbação transitória no sistema nervoso periférico ou central é a dor neuropática.

Dor somática superficial vs. profunda

A dor que emana dos tecidos cutâneos e mucogengivais é uma dor somática superficial. Apresenta caraterísticas clínicas semelhantes a outras sensações exteroceptivas. São localizadas com precisão pelo doente. Em contrapartida, a dor resultante de estruturas musculo-esqueléticas e viscerais mais profundas é uma dor somática profunda. Assemelha-se a outras sensações proprioceptivas e interoceptivas. São sentidas de forma mais difusa, respondem menos fielmente à provocação e iniciam frequentemente efeitos secundários, como a dor referida.

Dor músculo-esquelética vs. dor visceral

A dor somática profunda com origem nos músculos esqueléticos, bainhas faciais e tendões (dor miogénica), ossos e periósteo (dor óssea), articulações, cápsulas articulares e ligamentos (dor artralgica) e tecidos conjuntivos moles é designada por dor músculo-esquelética. Enquanto a dor somática profunda que tem origem em estruturas viscerais, tais como revestimentos mucosos, paredes de vísceras ocas, parênquima de órgãos, glândulas, polpas dentárias e estruturas vasculares, é designada por dor visceral.

Teorias da dor:

1. Teoria da especificidade

Esta descrição clássica foi fornecida por Descartes em 1644, quando concebeu o sistema da dor como um canal direto da pele ao cérebro. O conceito mudou pouco até ao século XIX, quando Muller postulou a teoria da transmissão de informação apenas através dos nervos sensoriais. No final do século XIX, Von Frey desenvolveu o conceito de receptores cutâneos específicos para a mediação do tato, do calor, do frio e da dor. As terminações nervosas livres foram implicadas como receptores da dor. Pensava-se que existia um "centro" de dor no cérebro, responsável por todas as manifestações evidentes da experiência desagradável. A teoria da especificidade foi responsável pelo desenvolvimento de várias abordagens cirúrgicas para o tratamento da dor crónica através do corte de tractos rectilíneos.[8,9]

2. Soma central / Teoria dos padrões

Em 1984, Goldscheider foi o primeiro a propor que a intensidade do estímulo e o somatório central são os factores críticos determinantes da dor. A teoria sugeria que os padrões específicos de impulsos nervosos que evocam a dor são produzidos pelo somatório de estímulos sensoriais no corno dorsal da coluna vertebral. A dor resulta quando a produção total das células excede um nível crítico. Por exemplo, o tato, a pressão e o calor podem ser somados de tal forma que a dor seja a modalidade sentida.[8,9]

3. Teoria da Interação Sensorial

Um acréscimo importante à teoria da somação foi o conceito de interação sensorial, que propõe que as vias de fibras grandes de condução rápida inibem ou suprimem a atividade das vias de fibras pequenas de condução lenta que transmitem a informação dolorosa ou outra informação nociva. Uma mudança no rácio entre fibras grandes e pequenas a favor das fibras pequenas resultaria num aumento da transmissão neural, na somação e numa dor patológica excessiva. Esta teoria sublinha a importância dos sistemas aferentes multissinápticos na medula espinal e contrasta fortemente com a ideia de sistemas diretos. O seu ponto forte é o reconhecimento de uma interação considerável entre as vias da dor e as outras vias sensoriais.

A teoria foi proposta por Noordenbos e ajuda a explicar diferentes estados patológicos de dor. Por exemplo, a hiperalgesia após uma lesão de nervo periférico pode ser explicada por uma maior perda de fibras nervosas grandes do que de fibras mais pequenas. Uma redução da atividade das fibras grandes diminuiria o rácio entre a atividade das fibras grandes e pequenas, resultando numa maior somação central e num aumento da dor. A dor em queimadura na nevralgia pós-herpética pode ser explicada com base na destruição de fibras grandes, na libertação de mecanismos inibitórios e na somação central. A teoria da interação sensorial salienta a inibição como um mecanismo fisiológico importante na transmissão da dor.[9]

4. Teoria do controlo de portas

A teoria do controlo de portas, proposta por Melzack e Wall em 1965 e recentemente reavaliada, está atualmente a receber uma atenção considerável. Embora a teoria possa ser enunciada de forma simples, as suas ramificações são extremamente complexas. É certo que nem todos os aspectos são claramente compreendidos ou consensuais entre todos os investigadores. A investigação e os desenvolvimentos futuros desempenharão certamente um papel significativo na resolução de mistérios.

A teoria afirma que existe um mecanismo de bloqueio no corno dorsal da medula espinal. As fibras nervosas pequenas (receptores da dor) e as fibras nervosas grandes (receptores normais) fazem sinapse nas células de projeção (T), que sobem pelo trato espinotalâmico até ao cérebro, e nos interneurónios inibitórios no corno dorsal.

A interação entre estas ligações determina quando é que os estímulos dolorosos chegam ao cérebro:

1. Quando não há entrada de dados, o neurónio inibitório impede o neurónio de projeção de enviar sinais para o cérebro (a porta está fechada).

2. A entrada somatossensorial normal ocorre quando há mais estimulação de fibras grandes ou apenas estimulação de fibras grandes. Tanto o neurónio inibitório como o neurónio de projeção são estimulados, mas o neurónio inibitório impede o neurónio de projeção de enviar sinais para o cérebro (a porta está fechada).

3. A nocicepção (receção da dor) ocorre quando há mais estimulação de fibras pequenas ou apenas estimulação de fibras pequenas. Isto inativa o neurónio inibitório, e os neurónios de projeção enviam sinais para o cérebro informando-o da dor (a porta está aberta).

4. As vias descendentes do cérebro fecham o portão, inibindo os neurónios projectores e diminuindo a perceção da dor.

CAPÍTULO 3

ANATOMIA NEURAL DA DOR OROFACIAL

Estruturas neurais:

Neurónio-

A unidade estrutural do sistema nervoso é a célula nervosa, ou *neurónio.'** Os neurónios são células excitáveis, especializadas na receção de estímulos e no condicionamento do impulso nervoso. É composto por uma massa de protoplasma denominada *corpo da célula nervosa* e por um ou mais processos denominados *neurites.* Os processos protoplasmáticos do corpo da célula nervosa que conduzem os impulsos em direção ao corpo da célula nervosa são designados por *dendritos* e os que conduzem os impulsos para longe do corpo da célula nervosa são designados por *axónios.*

Consoante o número de axónios presentes, uma célula nervosa é *unipolar, bipolar* ou *multipolar**. Os neurónios também podem ser classificados de acordo com o seu tamanho em neurónios de Golgi tipo I e neurónios de Golgi tipo II. Os neurónios de Golgi de tipo I têm um axónio longo que pode atingir 1 m ou mais em casos extremos. Os neurónios de Golgi tipo II têm um axónio curto que termina na vizinhança do corpo celular ou está completamente ausente[10] . De acordo com a sua função, os neurónios dividem-se em tipos *aferentes* e *eferentes*. O neurónio aferente conduz o impulso para o SNC, enquanto o neurónio eferente o conduz perifericamente. Dependendo da localização, os neurónios podem ser *pré-ganglionares* ou *pós-ganglionares.* Um neurónio pré-ganglionar é um neurónio eferente autonómico cujo corpo celular nervoso está localizado no SNC e termina num gânglio autonómico. Um neurónio pós-ganglionar tem o seu corpo celular no gânglio autonómico e termina perifericamente[1] .

O tronco nervoso está rodeado por uma bainha de tecido conjuntivo denso chamada *epinúrio*. Dentro da bainha existem feixes de fibras nervosas, cada um dos quais é rodeado por uma bainha de tecido conjuntivo chamada *perineuro*. Entre as fibras nervosas individuais encontra-se um tecido conjuntivo frouxo e delicado denominado *endoneuro*[10] .

Fibra nervosa é o nome dado a um axónio (ou dendrito) de uma célula nervosa[10] . Uma fibra nervosa individual é constituída por um feixe central de neurofibrilas numa matriz de protoplasma nervoso, denominada *axoplasma,* que se encontra envolvida por uma fina membrana plasmática do tecido nervoso denominada *axolema.* Cada fibra nervosa periférica é coberta por uma bainha celular de tecido nervoso chamada *neurilema.* Algumas dessas fibras também possuem uma camada de tecido nervoso adiposo chamada *bainha de mielina.* Nos nervos mielinizados ocorrem constrições chamadas *nódulos de Ranvier*, causadas pela ausência de material mielínico em intervalos de cerca de 1 mm. As fibras com bainha de mielina formam os *nervos brancos* e as que não têm bainha de mielina são os *nervos cinzentos}*

Receptores sensoriais:

Nos terminais distais dos nervos aferentes encontram-se receptores sensoriais especializados que respondem a estímulos físicos ou químicos. Uma vez que estes receptores tenham sido adequadamente estimulados, é gerado um impulso no neurónio aferente primário que é transportado centralmente. Os diferentes tipos de receptores sensoriais são[2] :

A. Mecanoceptores
1. Sensibilidades tácteis da pele (epiderme e derme)
a. Terminações nervosas livres

b. Extremidades das pontas alargadas

• Os discos de Merkel

• Para além de outras variantes

c. Terminações em spray

d. Os finais de Ruffini

e. Extremidades encapsuladas

• Corpúsculos de Meissner

• Corpúsculos de Krause

f. Órgãos terminais do cabelo

1. Sensibilidades dos tecidos profundos

a. Terminações nervosas livres

b. Extremidades das pontas alargadas

c. Extremidades do spray

• Os finais de Ruffini

d. Terminações encapsuladas

• Corpúsculos de Pacini

• Mais algumas outras variantes

2. Audição

Receptores de som da cóclea

3. Equilíbrio

Receptores vestibulares

4. Pressão arterial

Barorreceptores dos seios carotídeos e da aorta

2. Termorreceptores

1. Frio

Receptores de frio

2. Calor

Receptores quentes

3. Nociceptores

1. Dor

Terminações nervosas livres

4. Receptores electromagnéticos

1. Visão

Varas

Cones

5. Quimiorreceptores

1. Gosto

Receptores das papilas gustativas

2. Cheiro

Receptores do epitélio olfativo

3. Oxigénio arterial

Receptores dos corpos aórticos e carotídeos

4. Osmolalidade

Neurónios nos núcleos supra-ópticos ou na sua proximidade

5. CO2 no sangue

Receptores na superfície da medula e nos corpos aórtico e carotídeo

6. Glicose no sangue, aminoácidos, ácidos gordos

Receptores no hipotálamo

O neurónio de primeira ordem:

Cada recetor sensorial está ligado a um neurónio aferente que transporta os impulsos para o SNC. Uma vez que estes neurónios são os primeiros a transportar informação para o SNC, são chamados *neurónios de primeira ordem* ou *neurónios aferentes primários.*[1]

Tabela 1: Classificação dos Neurónios Periféricos - Primeira ordem[11]

Classe de fibra	Subclasse	Mielina	Diametero r µ	Velocidade de condução m/s
A	Alfa	+	6-22	30-120
	Beta	+	6-22	30-120
	Gama	+	3-6	15-35
	Delta	+	1-4	5-25
B		+	<3	3-15
C	Esc	-	0.3-1.3	0.7-1.3

| dgamma C | - | 0.4-1.2 | 0.1-2.0 |

Existem três tipos de neurónios aferentes que podem fornecer informações nociceptivas ao SNC:

1. As aferências mecanotérmicas são principalmente fibras A-delta que respondem a estímulos térmicos e mecânicos intensos. Elas fornecem um alto grau de informação discriminativa.

2. As aferências mecanorreceptoras de alto limiar são principalmente fibras A-delta. Podem ser sensibilizadas por substâncias algogénicas ou por estimulação nociva repetida para responderem também ao calor nocivo.

3. Os aferentes polimodais são fibras C que respondem a estímulos mecânicos, térmicos e químicos.[1]

O Neurónio de Segunda Ordem:

O neurónio aferente primário transporta impulsos para o SNC e faz sinapse com o neurónio de segunda ordem. Este neurónio de segunda ordem tem sido chamado de *neurónio de transmissão,* uma vez que transfere o impulso para os centros superiores. A sinapse entre o neurónio aferente primário e o neurónio de segunda ordem ocorre no corno dorsal da medula espinal.

Existem três tipos específicos de neurónios de segunda ordem:

1. Os neurónios mecanossensíveis de baixo limiar (neurónios LTM): Transferem informações de toque leve, pressão e propriocepção.

2. Os neurónios nociceptivos específicos (neurónios NS): Transportam impulsos relacionados com a estimulação nociva

3. O neurónio de grande amplitude dinâmica (neurónio WDR): Responde a uma ampla gama de intensidades de estímulo, de não nocivo a nocivo.

Recentemente, foi identificado um tipo adicional de neurónio de segunda ordem, denominado *nociceptor silencioso.* Este parece permanecer inativo ou silencioso a qualquer estimulação mecânica. Estes neurónios tornam-se activos com a lesão dos tecidos e aumentam a entrada nociceptiva no SNC.[1]

O corno dorsal da medula espinal está subdividido em diferentes camadas, ou *lâminas.* Estas lâminas são numeradas de acordo com a sua profundidade no corno dorsal, de I a VI, sendo a mais superficial a I e a mais profunda a VI. Os impulsos nociceptivos entram no corno dorsal na zona das lâminas I, II e V.[1,2]

Os centros superiores do SNC podem ser subdivididos nas quatro regiões seguintes, da mais inferior para a mais superior:

1. O tronco cerebral

2. O cerebelo

3. O diencéfalo

4. O cérebro

O tronco cerebral:

O tronco cerebral é constituído pela medula oblonga, pela ponte e pelo mesencéfalo e ocupa a fossa craniana posterior do crânio. Tem a forma de um talo e liga a estreita medula espinal ao cérebro anterior expandido.[10]

A Medula Oblonga

A medula oblonga forma a parte mais inferior do tronco cerebral, localizada logo acima do forame magno. É composta por substância branca, que forma vários tractos de projeção que encaminham os impulsos diretamente para os centros superiores. Tem também uma região composta por matéria branca e cinzenta chamada *formação reticular.* Dentro da formação reticular, encontram-se concentrações de células, *núcleos* que representam centros para diversas funções. A formação reticular desempenha um papel importante na transmissão de impulsos de dor.[1,10]

Os Pons-

A ponte está localizada logo acima da medula e é composta de substância branca e formação reticular. As fibras parecem atravessar transversalmente a ponte até ao cerebelo e provavelmente actuam para comunicar com estas e outras estruturas. A ponte também tem centros de reflexos que são mediados pelo quinto, sexto, sétimo e oitavo nervos cranianos.[1]

O mesencéfalo

O mesencéfalo situa-se acima da ponte e abaixo do cérebro. Também é conhecido como *mesencéfalo.* Contém várias vias que transmitem impulsos para o cérebro.[1]

O cerebelo:

O cerebelo é a maior parte do rombencéfalo e situa-se posteriormente à ponte e à medula oblonga na fossa craniana posterior. A parte exterior do cerebelo é constituída por substância cinzenta, enquanto a parte interior é predominantemente constituída por substância branca. O cerebelo desempenha um papel muito importante no controlo da postura e dos movimentos voluntários. Influencia inconscientemente as contracções suaves dos músculos voluntários e coordena cuidadosamente as suas acções.[1,10]

O Diencéfalo:

O diencéfalo liga o tronco cerebral ao cérebro. As estruturas mais importantes do diencéfalo são o *tálamo* e o *hipotálamo.* Além disso, existem duas áreas nucleares mais pequenas: o *epitálamo* e o *subtálamo.*[1,10]

Tálamo

O tálamo é uma grande massa de substância cinzenta, em forma de ovo, que constitui a maior parte do diencéfalo. Existem dois tálamos, um situado de cada lado do terceiro ventrículo e geralmente ligado ao tálamo oposto por uma faixa de substância cinzenta, a *coonecção intertalâmica*. O tálamo é constituído por inúmeros núcleos que funcionam em conjunto para interromper os impulsos. Funciona como uma importante estação de retransmissão e de integração da informação que passa para todas as áreas do córtex cerebral, dos gânglios basais, do hipotálamo e do tronco cerebral. À medida que os impulsos chegam ao tálamo, este faz avaliações e direciona os impulsos para as regiões apropriadas nos centros superiores para interpretação e resposta.[1,10]

Hipotálamo

O hipotálamo, embora pequeno, é uma parte muito importante do sistema nervoso central. Situa-se abaixo do tálamo e forma o assoalho e a parte inferior da parede lateral do terceiro ventrículo. Controla o sistema nervoso autónomo e o sistema endócrino e controla indiretamente a homeostasia do corpo. É o local de convergência e divergência das vias neuronais. O hipotálamo dá respostas de controlo adequadas após a integração das suas entradas nervosas e químicas. Contém vários centros associados à regulação da temperatura corporal, à concentração de electrólitos nos fluidos corporais, à fome e à saciedade e também à sede.

As células nervosas dos núcleos hipotalâmicos, ao produzirem factores de libertação ou factores de inibição da libertação, controlam a produção hormonal do lobo anterior da glândula pituitária. Existe uma importante relação funcional entre o hipotálamo, a glândula pituitária e a glândula suprarrenal, conhecida como eixo *hipotálamo-*

hipófise-adrenal (HPA).

Esta pequena área do cérebro tem alguns efeitos poderosos sobre o funcionamento do indivíduo. O aumento dos níveis de stress emocional pode estimular o hipotálamo a regular o sistema nervoso simpático e influenciar grandemente os impulsos nociceptivos que entram no cérebro. [1,10]

O Cérebro:

O cérebro é a maior e mais alta divisão do cérebro. É constituído por duas metades, os hemisférios cerebrais direito e esquerdo. Três grandes unidades funcionais constituem o cérebro: o córtex cerebral, os gânglios basais e as estruturas límbicas.

Córtex cerebral-

O córtex cerebral forma uma cobertura completa do hemisfério cerebral. É composto por matéria cinzenta e estima-se que contenha cerca de 10 mil milhões de neurónios. A área de superfície do córtex foi aumentada através da sua divisão em convoluções ou *giros*, que são separados por fissuras ou *sulcos.* As fissuras dividem cada hemisfério em cinco lobos, nomeadamente: o lobo frontal, o lobo parital, o lobo temporal, o lobo occipital e o quinto lobo-insula. A espessura do córtex varia de 1,5 a 4,5 mm. O córtex cerebral, tal como a matéria cinzenta de outras partes do SNC, é constituído por uma mistura de células nervosas, fibras nervosas, neuroglia e vasos sanguíneos.

O córtex cerebral é a parte do cérebro mais frequentemente associada ao processo de pensamento. Aqui, essencialmente todas as memórias são armazenadas e é a área mais responsável pela capacidade de adquirir habilidades musculares. As diferentes regiões do córtex cerebral têm funções diferentes. Existe a área motora, para a coordenação das funções motoras; a área sensorial, para a receção e avaliação das informações sensoriais e também áreas para sentidos especiais, como as áreas visual e auditiva. *A área de Wernicke* é uma região do córtex que é importante para a integração sensorial. Nesta região, o significado do input sensorial é interpretado.[1,10]

Gânglios basais

Os gânglios basais são um conjunto de massas de matéria cinzenta situadas no interior de cada hemisfério cerebral. Estão intimamente envolvidos na coordenação das actividades cerebrais com outras funções do tronco cerebral. Alguns dos núcleos importantes são o núcleo caudado, o putamen e o globo pálido. Desempenha um papel importante no controlo da postura e dos movimentos voluntários.[1,10]

Estruturas límbicas-

A palavra *límbico* significa fronteira ou margem, e o termo *sistema límbico* foi utilizado de forma vaga para incluir um grupo de estruturas que se situam na zona fronteiriça entre o córtex cerebral e o hipotálamo. O sistema límbico está envolvido com muitas outras estruturas para além da zona fronteiriça no controlo da emoção, do comportamento e do impulso e também parece ser importante para a memória.

Anatomicamente, as estruturas límbicas incluem a amígdala, o hipocampo, os corpos mamilares, o septo pelúcido, o giro cingulado, o cíngulo, a ínsula e o giro parahipocampal. Muitas das estruturas límbicas funcionam em estreita coordenação com o hipotálamo.

O Sistema Nervoso Autónomo (SNA):

O sistema nervoso autónomo está distribuído por todo o sistema nervoso central e periférico. Divide-se em duas partes, o sistema nervoso *simpático* e o *parassimpático*. A divisão entre os sistemas nervosos simpático e parassimpático é feita com base em diferenças anatómicas, diferenças nos neurotransmissores e diferenças nas funções fisiológicas.

Tal como o sistema nervoso somático, o SNA também tem fibras aferentes e eferentes. Os elementos aferentes destes nervos recebem estímulos interoceptivos que normalmente não atingem o nível de consciência. As vias eferentes do SNA são constituídas por neurónios pré-ganglionares e pós-ganglionares.

Os receptores viscerais incluem os quimiorreceptores, os barorreceptores e os osmorreceptores. Os receptores da dor estão presentes nas vísceras, e certos tipos de estímulos, como a falta de oxigénio ou o estiramento, podem causar dor extrema.

O controlo exercido pelo SNA é extremamente rápido e generalizado. Juntamente com o sistema endócrino, o SNA controla o ambiente interno do corpo. Proporciona um controlo discreto e fino das funções de muitos órgãos e tecidos, incluindo o músculo cardíaco, o músculo liso e as glândulas exócrinas.

Sistema Nervoso Simpático-

Os nervos simpáticos têm origem na medula espinal entre os segmentos T-1 e L-10 e passam primeiro para a cadeia simpática e daí para os tecidos e órgãos. A cadeia simpática é uma cadeia de gânglios que se situa de cada lado da coluna vertebral. Cada via simpática é, portanto, composta por dois neurónios: um neurónio pré-ganglionar e um neurónio pós-ganglionar. Os neurotransmissores associados são a epinefrina e a norepinefrina.

Sistema Nervoso Parassimpático-

O sistema nervoso parassimpático consiste em fibras que saem do SNC através dos nervos cranianos III, IV, IX e X, bem como através do segundo e terceiro nervos espinhais sacrais e, ocasionalmente, do primeiro e quarto nervos sacrais. Tal como o sistema simpático, o sistema parassimpático também tem fibras pré-ganglionares e pós-ganglionares. A diferença está na localização da sinapse. No sistema nervoso parassimpático, a fibra pré-ganglionar passa ininterruptamente até o órgão a ser controlado. Os neurónios pós-ganglionares estão localizados na parede do órgão.[1,10]

CAPÍTULO 4

FISIOLOGIA NEURAL DA DOR OROFACIAL

Potencial de ação do nervo:

Um nervo possui um potencial de repouso, ou seja, um potencial elétrico negativo de -70mV que existe nas membranas nervosas, produzido por concentrações diferentes de iões em ambos os lados da membrana. O interior do nervo é negativo em relação ao exterior.[11]

O potencial de ação do nervo é uma *alteração rápida do potencial de membrana que se propaga rapidamente ao longo da membrana da fibra nervosa.*[2] A sequência de eventos ocorre da seguinte forma:

Passo 1: Um estímulo excita o nervo.

a. Uma fase inicial de despolarização lenta. O potencial elétrico no interior do nervo torna-se ligeiramente menos negativo.

b. Quando a queda do potencial elétrico atinge um nível crítico, ocorre uma fase extremamente rápida de despolarização. Esta fase é designada por *potencial limiar* ou *limiar de disparo.*

c. Esta fase de *despolarização rápida* resulta na inversão do potencial elétrico através da membrana nervosa. Existe um potencial elétrico de +40 mV na parte inferior da célula nervosa.

Passo 2: Após estes passos de despolarização, ocorre *a repolarização.* O potencial de ação torna-se gradualmente mais negativo no interior da célula nervosa em relação ao exterior até se atingir o potencial de repouso original de - 70mV.

O processo completo requer 1 mseg; a despolarização demora 0,3 mseg e a repolarização 0,7 mseg.[11]

A sinapse:

A junção entre os dois neurónios é chamada sinapse. Não se trata de uma continuação anatómica, mas apenas de uma continuidade fisiológica entre duas células nervosas.[2]

Existem dois tipos principais de sinapses:

1. Sinapse eléctrica

2. Sinapse química.

As sinapses eléctricas encontram-se nos músculos lisos e cardíacos. Quase todas as sinapses no SNC são químicas.[1]

O neurónio a partir do qual o axónio surge é designado por *neurónio pré-sináptico* e o neurónio no qual o axónio termina é designado por *neurónio pós-sináptico.* O axónio do neurónio pré-sináptico divide-se em muitos pequenos ramos antes de formar a sinapse, conhecidos como terminais axonais pré-sinápticos. Alguns dos terminais são ligeiramente alargados em forma de botões e são designados por *botões terminais.*[2] Cada terminal pré-sináptico está separado do seu neurónio adjacente por uma pequena distância denominada *fenda pré-sináptica.* As fendas sinápticas variam em tamanho de 200 a 300 A.[1]

Dentro dos terminais pré-sinápticos existem dois grupos importantes de estruturas: as vesículas sinápticas e as mitocôndrias. As vesículas sinápticas contêm substâncias transmissoras que, quando libertadas na fenda sináptica, excitam ou inibem o neurónio pós-sináptico. As mitocôndrias fornecem o trifosfato de adenosina (ATP) necessário para sintetizar novas substâncias transmissoras. Na sinapse, a membrana do neurónio pós-sináptico aloja um grande número de proteínas receptoras que se projectam na fenda sináptica e se estendem para o interior do neurónio pós-sináptico.[1]

Quando um neurónio pós-sináptico é continuamente excitado por um determinado tipo de estimulação (ou seja, nocicepção), a própria célula pode ativar genes celulares que alteram a sua função em função destas exigências. Esta indução da expressão genética precoce provoca a libertação de proto-oncogenes chamados c-fos e c-jun. A libertação destas substâncias pela célula altera o ARNm que, por sua vez, pode alterar o tipo e o número de receptores que se formam na membrana celular. Quando o número e o tipo de receptores se alteram, a função da célula também se altera. Este processo é designado por *neuroplasticidade.*

Os canais iónicos:

A membrana sináptica dos terminais pré-sinápticos contém um grande número de canais iónicos. Existem três tipos gerais de canais iónicos:

1. O canal iónico controlado por voltagem,

2. O canal iónico ligado à proteína G e

3. Canal iónico ligado a um ligando.[1,2]

Os canais iónicos dependentes da voltagem

São o componente funcional básico da capacidade de despolarização da membrana. Estes canais permitem a passagem de iões positivos e negativos para dentro e para fora da célula. Por exemplo, canal de iões de sódio, canal de potássio, canal de cálcio[1,2]

O canal ligado à proteína G

Os canais iónicos podem ser abertos através da ativação de receptores acoplados à proteína G. Estes receptores não provocam imediatamente a abertura de um canal iónico; em vez disso, quando são activados por determinados mediadores, estimulam a produção de mensageiros intracelulares. O mensageiro, por sua vez, ativa uma série de eventos que levam à abertura do canal. Alguns dos mediadores que estão associados aos canais ligados à proteína G são a bradicinina, a 5-hidroxitriptamina e as prostaglandinas.[1]

Os canais dependentes de ligandos

Os ligandos são mediadores que, quando presentes, podem provocar a abertura do canal. Alguns dos ligandos mais importantes são a 5-hidroxitriptamina, o ATP, a acetilcolina, o glutamato e o ácido gama-aminobutírico (GABA).[1]

Neurotransmissores:

A substância química que actua como mediador da transmissão do impulso nervoso de um neurónio para outro neurónio através de uma sinapse é designada por neurotransmissor.[1]

Quadro 2: Neurotransmissores de ação rápida (pequenas moléculas)[2]

Grupo	Nome	Local de secreção	Ação
Aminoácidos	GABA	Córtex cerebral, cerebelo, gânglios basais, retina e medula espinal	Inibitório
	Glicina	Cérebro anterior, tronco cerebral, espinal medula e retina	Inibitório
	Glutamato	Córtex cerebral, tronco cerebral, cerebelo	Excitatório
	Aspartato	Cerebelo, medula espinal, retina	Excitatório
Aminas	Noradrenalina	Terminações nervosas simpáticas adrenérgicas pós-ganglionares, córtex cerebral, hipotálamo, gânglios basais, tronco cerebral, locus ceruleus e medula espinal	Excitatório e Inibitório
	Adrenalina	Hipotálamo, tálamo e medula espinal	Excitatório e Inibitório
	Dopamina	Gânglios basais, hipotálamo, sistema límbico, neocórtex,	Inibitório

		retina e gânglios simpáticos	
	Serotonina	Hipotálamo, sistema límbico, cerebelo, medula espinal, retina, pulmões e plaquetas	Inibitório
	Histamina	Hipotálamo, córtex cerebral, trato gastrointestinal, mastócitos e medula espinal	Excitatório
Outros	Óxido nítrico	Muitas partes do SNC, da junção neuromuscular e do trato gastrointestinal	Excitatório
	Acetilcolina	Terminações nervosas pré- e pós-ganglionares simpáticas e parassimpáticas, junção neuromuscular, córtex cerebral, hipotálamo, gânglios basais, tálamo, hipocampo e células amácrinas da retina	Excitatório

Quadro 3: Neurotransmissores de ação lenta (moléculas grandes)[2]

Nome	Local de secreção	Ação
Substância P	Cérebro, espinal medula, retina, nervos periféricos e intestino	Medeia a dor, regula a ansiedade, o stress, as perturbações do humor, a neurotoxicidade, as náuseas e os vómitos, provoca vasodilatação
Bradicinina	Vasos sanguíneos, rins	Vasodilatador
Endorfinas	QCA	Potência antinociceptiva, limitar a experiência de dor excessiva e súbita

Receptores da dor:

Os receptores sensoriais da dor, nociceptores, são terminações nervosas nuas que terminam na pele e na maioria dos outros tecidos do corpo. Estes receptores são geralmente classificados de acordo com o tipo a que respondem:

1. Fibras Aρ.

Os receptores mecanossensíveis da dor respondem a danos mecânicos.

2. Fibras Aδ e nociceptores polimodais C (C-PMNs)-

Os receptores de dor termossensíveis respondem a temperaturas extremas.

3. Não participantes silenciosos ou adormecidos

Os receptores da dor quimiossensíveis respondem a substâncias químicas que ocorrem com os tecidos danificados, como por exemplo a solução salina hipertónica, o cloreto de potássio, a acetilcolina, a 5-hidroxitriptamina, a histamina, a bradicinina e a substância P. As aminas vasoactivas são libertadas logo após a lesão pelos basófilos, plaquetas e mastócitos.[12,13]

Fisiopatologia:

A fisiopatologia da dor envolve uma cascata de eventos na função do sistema nervoso. Estes eventos incluem alterações nas caraterísticas funcionais, bioquímicas e físicas, coletivamente designadas por plasticidade neuronal. Estas alterações incluem o seguinte:

1. Redução do limiar de estimulação, o que faz com que os neurónios deixem de necessitar de um estímulo nocivo para serem activados.

2. Uma alteração no padrão temporal da resposta, de modo que um estímulo transitório evoca uma explosão sustentada de atividade.

3. Um aumento da reatividade geral dos neurónios motores, de modo a que um estímulo nocivo produza um efeito maior

4. A expansão dos campos receptivos, com o resultado de que as respostas são evocadas numa área muito mais ampla.[4,14]

Lesão tecidular e inflamação-

A "sopa inflamatória" é uma mistura de moléculas bioactivas produzidas em resposta a uma variedade de estímulos e lesões tecidulares que podem ativar diretamente ou sensibilizar indiretamente os nociceptores. Estas alterações são reversíveis e mediadas por receptores de superfície nos neurónios. Em consequência, os nociceptores apresentam uma atividade neurofisiológica alterada que pode ser espontânea ou induzida por estímulos. Esta alteração da sensibilidade dos receptores desenvolve-se rapidamente e é designada por sensibilização periférica.[12,14]

Lesão nervosa, inflamação e atividade ectópica

Após uma lesão traumática dos tecidos, inicia-se uma resposta inflamatória. Mesmo a inflamação perineural sem lesão axonal do tronco nervoso eleva a atividade espontânea e induz a mecanossensibilidade nos axónios mielinizados. Se, em consequência de um traumatismo, o tecido neuronal for gravemente lesado (por exemplo, transecção), pode ocorrer morte celular. No entanto, se o coto proximal sobreviver, a cicatrização envolve o brotamento desorganizado de fibras nervosas que formam um neuroma. A formação do neuroma depende frequentemente do grau de lesão do nervo e ocorre sempre quando o perineuro é cortado. Lesões mais leves, como a constrição ou compressão do nervo, também podem causar regiões de formação de neuroma e desmielinização focal. Essas regiões são caracterizadas por descargas ectópicas, parcialmente causadas pela regulação positiva de canais específicos de sódio e cálcio e pela regulação negativa de canais de potássio. A atividade ectópica é igualmente observada nos corpos celulares dos nervos lesados da raiz dorsal ou dos gânglios do trigémeo. Estes fenómenos explicam em parte a dor espontânea. Além disso, a atividade ectópica nos neuromas é reforçada pela estimulação mecânica e química; assim, a dor é sentida quando as áreas lesionadas e os neuromas são tocados.[12,14]

Alterações fenotípicas

A expressão de neuropeptídeos é alterada no gânglio trigeminal após lesão nervosa e indica modificação funcional. Por exemplo, as fibras AB transmitem normalmente estímulos inócuos, mas catalisadas por inflamação ou lesão, uma alteração fenotípica resulta na expressão da substância P. Assim, as fibras Aβ adquirem a capacidade de induzir sensações dolorosas em resposta à estimulação periférica e podem estar subjacentes ao fenómeno da alodinia.[14]

Nova sensibilidade às catecolaminas

Os doentes podem referir um aumento da dor durante períodos de stress ou ansiedade, caracterizados por um aumento da atividade simpática. Isto pode dever-se à regulação positiva dos a-adrenorreceptores no gânglio da raiz dorsal (GRD) e no local da lesão, que induzem a sensibilidade às catecolaminas circulantes. Além disso, ocorre um brotamento de fibras simpáticas em forma de cesto em torno dos corpos celulares neuronais no GDH, aumentando as interações sensoriais-simpáticas. [14]

Alterações centrais

As alterações centrais ou a plasticidade são desencadeadas pela barragem de atividade das aferências primárias transmitidas aos neurónios do corno dorsal

(DHN). A entrada repetida de aferentes nociceptivos primários despolariza cada vez mais as DHN, resultando em respostas amplificadas, um fenómeno designado por "wind up". A despolarização prolongada das DHN resulta, em última análise, na fosforilação e sensibilização do recetor de N-metil-D-aspartato (NMDAr), um canal de cálcio normalmente bloqueado por um ião de magnésio. A ativação do NMDAr remove o bloqueio do ião magnésio e permite a entrada de iões de cálcio na DHN, dando início a uma série de eventos intracelulares. Embora a ativação do NMDAr não provoque nocicepção por si só, aumenta a excitabilidade neuronal e pensa-se que é importante para o estabelecimento da sensibilização central. Para além do NMDAr, outros canais de cálcio (do tipo L, P e N) são activados por estímulos repetidos de dor, o que leva a um aumento do cálcio intracelular e à hipersensibilidade à DHN (Salter, 2005). A hipersensibilidade DHN manifesta-se como hipersensibilidade clínica e/ou alodinia.

A hipersensibilidade pode induzir a ativação de DHNs adjacentes, diretamente (possivelmente por difusão de neurotransmissores) e pelo desmascaramento de ligações silenciosas entre DHNs. Isso aumenta o campo recetivo, de modo que a dor é sentida em áreas normalmente não inervadas pelo nervo periférico envolvido. Clinicamente, a sensibilidade das áreas não lesadas na vizinhança da lesão é detetável, o que constitui uma hiperalgesia secundária. Esta condição é designada por "sensibilização central" e é responsável pelo aumento da dor e pela disseminação para estruturas adjacentes em doentes com dor facial grave. As alterações iniciais na excitabilidade neuronal dependem da atividade e são, portanto, passíveis de terapia através do controlo da entrada nociceptiva periférica. No entanto, com estímulos contínuos, iniciam-se alterações a longo prazo no GDH e nos DHNs; estas alterações envolvem a modificação da expressão e transcrição de genes, bem como a desregulação de mecanismos repressores, resultando numa maior excitabilidade. Alguns meses após a lesão nervosa, observa-se a morte neuronal, principalmente nas fibras C. A retirada dos terminais das fibras C lesionadas da lâmina I / II pode permitir o brotamento de fibras AB da lâmina mais profunda, aumentando a dor induzida pelo toque ligeiro. Pensa-se que a morte celular excitotóxica induzida por lesões nervosas esgota os interneurónios inibitórios e aumenta a dor. A modificação supra-espinal dos sinais periféricos é uma parte essencial da nocicepção equilibrada e, em estados inflamatórios ou de NP, há provas de uma diminuição da inibição central com um aumento da facilitação. Os eventos acima descritos mostram o mau funcionamento progressivo do sistema nervoso, estabelecendo condições para a dor crónica e aumentando a dificuldade das intervenções terapêuticas.[12,14]

Células gliais e células gliais satélite-

A glia expressa receptores e proteínas transportadoras para muitos neurotransmissores, pelo que está bem equipada para participar na modulação da dor. Em resposta a sinais neuronais, a glia pode libertar moléculas excitatórias, incluindo citocinas pró-inflamatórias, glutamato, óxido nítrico e prostaglandinas, que aumentam a hiperexcitabilidade do NHD e a libertação de neurotransmissores das aferências primárias. Foi demonstrado que a glia compromete a eficácia da analgesia opióide. As bactérias e os vírus também activam as células gliais, o que pode explicar a dor e a alodinia frequentemente associadas a algumas infecções sistémicas. De forma semelhante, pensa-se que as células gliais satélites situadas na periferia (em gânglios sensoriais como o gânglio trigémeo) são capazes de interagir com os neurónios e podem desempenhar um papel nas alterações que se seguem à lesão nervosa.[12,14]

Dor rápida e lenta:

A dor rápida é transportada pelas fibras AS e é sentida no espaço de

0,1 segundos após a aplicação do estímulo doloroso. É descrita como uma sensação aguda de picada que é facilmente localizada.

A dor lenta é transmitida pelas fibras C e começa apenas após 1 segundo ou mais, aumentando depois lentamente ao longo de muitos segundos e, por vezes, até minutos. É descrita como uma sensação de dor surda, dolorosa e ardente que é mal localizada, persiste durante mais tempo e é mais desagradável.[2,13]

Vias da dor na medula espinal e no tronco cerebral:

A partir da periferia, os impulsos de dor são transportados pelo neurónio aferente primário ou pelo neurónio de primeira ordem, que é do tipo AS ou C. O neurónio de primeira ordem faz sinapse com o neurónio de segunda ordem no corno dorsal da medula espinal. Na medula espinal, a maioria dos neurónios de segunda ordem passa para o lado oposto e entra no trato espinotalâmico anterolateral. Alguns dos neurónios de segunda ordem permanecem no mesmo lado da coluna dorsal e ascendem através do sistema lamniscal. Estes neurónios atravessam para o lado oposto ao nível da medula. O input nociceptivo é transportado predominantemente pelo sistema anterolateral, que se divide em dois tractos: (1) o trato neospinotalâmico e (2) o trato paleospinotalâmico[1,2]

Trato Neospinotalâmico para a Dor Rápida:

As fibras rápidas de dor do tipo A§ transmitem principalmente dor mecânica e térmica aguda. Terminam principalmente na lâmina I dos cornos dorsais e aí excitam neurónios de segunda ordem do trato neospinotalâmico. Estes dão origem a fibras longas que atravessam imediatamente para o lado oposto da medula através da comissura anterior e depois voltam para cima, passando para o cérebro nas colunas anterolaterais. Algumas fibras do trato neospinotalâmico terminam nas áreas reticulares do tronco cerebral, mas a maioria passa sem interrupção até ao tálamo. A partir dessas áreas talâmicas, os sinais são transmitidos para outras áreas basais do cérebro, bem como para o córtex somatossensorial. O glutamato é o neurotransmissor provável para este tipo de transmissão da dor.[1,2]

Via paleospinotalâmica de transmissão da dor crónica lenta:

A via paleospinotalâmica transmite a dor principalmente a partir de fibras periféricas de dor crónica lenta do tipo C. Nesta via, as fibras periféricas terminam na medula espinhal quase inteiramente nas lâminas II e III dos cornos dorsais, que, em conjunto, se chamam substantia gelatinosa. A maior parte dos sinais passa depois por um ou mais neurónios adicionais de fibras curtas dentro dos próprios cornos dorsais antes de entrar principalmente na lâmina V, também no corno dorsal. Aqui, os últimos neurónios da série dão origem a axónios longos que, na sua maioria, se juntam às fibras da via rápida da dor, passando primeiro pela comissura anterior para o lado oposto da medula e depois para cima, para o cérebro, na via anterolateral. A maioria das fibras termina numa das três áreas: (1) Os núcleos reticulares da medula, ponte e mesencéfalo (2) A área tectal do mesencéfalo (3) A região cinzenta periaquedutal. Apenas um décimo a um quarto das fibras passam até ao tálamo. A partir das zonas de dor do tronco cerebral, vários neurónios de fibras curtas transmitem sinais de dor para cima, para os núcleos intralaminares e ventrolaterais do tálamo e para certas porções do hipotálamo e outras regiões basais do cérebro. A substância P é o provável neurotransmissor para esse tipo de transmissão da dor. [11,1]

Papel da formação reticular:

A formação reticular é uma porção do tronco cerebral que contém uma série de núcleos que podem excitar ou inibir os impulsos recebidos. A área da formação reticular que parece aumentar ou excitar os impulsos recebidos é chamada de *área bulboreticular facilitadora*. Esta região contém o grupo de neurónios que segrega acetilcolina - um neurotransmissor excitatório. As fibras que passam por esta região da formação reticular dirigem-se para os núcleos intralaminares do tálamo. O nível de atividade desta zona é determinado, em grande medida, pelos sinais sensoriais que entram nesta zona a partir da periferia. Os sinais de dor, em particular, aumentam a atividade desta área e excitam fortemente o cérebro para a atenção.

Outra área importante na formação reticular que controla a atividade cerebral é a área reticular inibitória. Esta área está localizada medial e ventralmente na medula e pode reduzir os sinais nervosos tónicos transmitidos através da medula espinal e do complexo trigémeo do tronco cerebral. Esta região da formação reticular tem uma elevada concentração de neurónios que segregam 5HT - um transmissor inibitório.[1]

Transmissão de impulsos aferentes da região Oro-Facial:

<u>Tabela 4: Transmissão de impulsos nociceptivos a partir da região oro-facial</u>

região[4,5]

Nervo	Áreas gerais servidas
V: Trigêmeo	Pele da face, testa e couro cabeludo até ao topo da cabeça; conjuntiva e bolbo do olho; mucosa oral e nasal; parte do aspeto externo da membrana timpânica; dentes; dois terços anteriores da língua; músculos mastigatórios; ATM; meninges das fossas cranianas anterior e média
VII: Facial	Pele da cavidade do pavilhão auricular do

	ouvido externo; pequena área de pele atrás da orelha
IX: Glossofaríngeo	Mucosa da faringe; fauces; amígdalas palatinas; terço posterior da língua; superfície interna da membrana timpânica; pele do ouvido externo
X: Vago	Pele na parte posterior do ouvido; parede posterior e pavimento do meato auditivo externo; membrana timpânica; meninges da fossa craniana posterior; faringe; laringe
Nervo cervical 2	Parte posterior da cabeça estendendo-se até ao vértice; atrás e acima da orelha; submandibular, pescoço anterior
Nervo cervical 3	Pescoço lateral e posterior

Transmissão da dor pelo sistema trigémeo:

Quando o nociceptor localizado na região de distribuição do nervo trigémeo é ativado, o impulso é transportado para o SNC pelo neurónio aferente primário do nervo trigémeo. O corpo celular deste neurónio está localizado nos gânglios gasserianos ou trigeminais. O impulso transportado pelo nervo trigémeo entra diretamente no tronco cerebral, na região da ponte, para fazer sinapse no núcleo do trato espinal do trigémeo.

O complexo do núcleo trigeminal do tronco cerebral consiste no núcleo trigeminal sensorial principal, que está localizado rostralmente e recebe aferências periodontais e algumas aferências pulpares, e o trato espinal do núcleo trigeminal, que está localizado mais caudalmente. O trato espinal divide-se em três partes: (1) O subnúcleo oral (2) O subnúcleo interpolar (3) O subnúcleo caudal[12] .

As aferências nociceptivas faciais projectam-se para o subnúcleo caudal do núcleo do trato espinal do trigémeo.

Outro componente do complexo do tronco cerebral do trigémeo é o núcleo motor do nervo trigémeo. Está envolvido na interpretação de impulsos que exigem respostas motoras. As actividades reflexas motoras da face são iniciadas a partir desta área de forma semelhante às actividades reflexas espinais no resto do corpo.

Este neurónio aferente primário entra no tronco cerebral e faz sinapse com o neurónio de segunda ordem no subnúcleo caudal do núcleo do trato espinal do trigémeo. Os impulsos serão transportados para centros superiores por este neurónio de segunda ordem. Os impulsos nociceptivos são conduzidos pelo trato neospinotalâmico para a dor rápida ou pelo trato paleospinotalâmico para a dor lenta.

Se o impulso nociceptivo entrar no trato rápido, o tálamo recebe imediatamente a informação e envia-a para o córtex para avaliação e resposta. O córtex motor coordena rapidamente uma resposta com os gânglios basais e o cerebelo, produzindo um impulso descendente para um neurónio motor e criando uma ação muscular.

Se o impulso nociceptivo entrar no trato lento da dor e se a área excitatória da formação reticular o aumentar e o enviar para o tálamo, é enviado não só para o córtex sensorial, mas também para as estruturas límbicas e para o hipotálamo. O córtex sensorial reconhece agora o impulso nociceptivo como dor. Juntamente com este reconhecimento vem a avaliação do significado desta sensação. O córtex pode recorrer à memória para o ajudar a avaliar esta sensação desagradável. É nesta altura que as experiências anteriores de dor e sofrimento começam a dar significado a esta sensação. Se o indivíduo já experimentou esta sensação antes e aprendeu que era de pouca importância, a dor pode ser totalmente ignorada. Por outro lado, se essa mesma sensação de dor já causou anteriormente uma alteração considerável na qualidade de vida, será dada muita atenção à sensação.[1]

A convergência de múltiplos nervos sensoriais que transportam informação para os núcleos espinhais do trigémeo a partir de tecidos cutâneos e profundos localizados em toda a cabeça e pescoço cria o cenário da dor referida. A dor referida descreve a dor sentida num local servido por um nervo, mas a fonte de nocicepção chega ao subnúcleo caudal por um nervo diferente. Esta convergência explica a forma como a nocicepção intracraniana, do pescoço, do ombro ou da garganta pode, na realidade, excitar neurónios de segunda ordem que recebem estímulos de estruturas faciais.[5]

CAPÍTULO 5

CLASSIFICAÇÃO DA DOR OROFACIAL

1. De acordo com a International Association for the Study for Pain (1994)[4] :

Eixo	Definição
1	Regiões (por exemplo, cabeça, rosto e boca)
2	Sistemas (por exemplo, sistema nervoso)
3	Caraterísticas temporais da dor (por exemplo, contínua, recorrente irregular, paroxística)
4	Declaração do doente sobre a intensidade: tempo desde o início da dor (por exemplo, ligeira, média, grave; 1 mês ou menos; mais de 6 meses)
5	Etiologia (por exemplo, genética, infecciosa, psicológica)

2. De acordo com Okeson (2005)[1] :

Eixo I (Condições físicas)

I. Dor somática

A. Dor somática superficial

1. Dor cutânea

2. Dor mucogengival

B. Dor somática profunda

1. Dores músculo-esqueléticas

a. Dores musculares

i. Co-contração protetora

ii. Dor muscular local

iii. Dor miofacial

iv.Mioespasmo

v. Mialgia mediada centralmente

b. Dor na articulação temporomandibular

i. Dores nos ligamentos

ii. Dor retrodiscal

iii.Dor capsular

iv.Dores artríticas

c. Dor óssea e periosteal

d. Dor no tecido conjuntivo mole

e. Dor dentária periodontal

2. Dores viscerais

a. Dor dentária pulpar

b. Dores vasculares

i. Arterite

ii. Carotidinia

c. Dor neurovascular

i. Enxaqueca

ii. Cefaleia de tipo tensional

iii.Cefaleia em salvas

iv.Outras cefaleias primárias

v. Variantes neurovasculares

d. Dores nas mucosas viscerais

e. Dores glandulares, oculares e auriculares

II. Dor neuropática

A. Dores neuropáticas episódicas

1. Dor de nevralgia paroxística

a. Nevralgia do trigémeo

b. Neuralgia do glossofaríngeo

c. Nevralgia geniculada

d. Nevralgia da laringe superior

e. Nervus intermedius

f. Nevralgia occipital

2. Dor neurovascular

B. Dores neuropáticas contínuas

1. Dor mediada perifericamente

a. Neuropatia de aprisionamento

b. Dor de desaferentação

i. Dor do neuroma traumático

c. Dor neuritica

i. Neurite periférica

ii. Herpes zoster

2. Dor mediada centralmente

a. Ardor na boca

b. Odontalgia atípica

c. Nevralgia pós-herpática

d. Síndrome de dor regional complexa (SDRC)

e. Dor mantida com simpatia

3. Polineuropatia metabólica

a. Neuropatia diabética

b. Neuropatia hipotiroideia

c. Neuropatia alcoólica

d. Neuropatias neuronais

Eixo II (Condições psicológicas)

I. Perturbações do humor

A. Perturbações depressivas

B. Perturbações bipolares

C. Perturbações do humor resultantes de uma doença

II. Perturbações de ansiedade

A. Perturbações de ansiedade generalizada

B. Perturbações de stress pós-traumático

C. Perturbações de ansiedade decorrentes de uma condição médica

III. Perturbações somatoformes

A. Perturbações somatoformes indiferenciadas

B. Perturbações de conversão

C. Perturbações da dor

D. Hipocondria

IV. Outras condições

A. Malingering

B. Factores psicológicos que afectam a condição médica

1. Traços de personalidade ou estilo de lidar com a situação

2. Comportamentos de saúde desadaptativos

3. Resposta fisiológica relacionada com o stress

C. Quaisquer outras perturbações mentais não mencionadas nesta classificação

3. De acordo com a Academia Americana de Dor Orofacial (1998)[7]:

A. Distúrbios da dor intracraniana

1. Neoplasia

2. Aneurisma

3. Abcesso

4. Hemorragia

5. Hematoma

6. Edema

B. Perturbações primárias das cefaleias

1. Enxaqueca

2. Variantes da enxaqueca

3. Cefaleia em salvas

4. Hemicrania paroxística,

5. Arterite craniana

C. Doenças neurovasculares

1. Carotodinia

2. Cefaleias de tipo tensional

D. Perturbações neurogénicas da dor

1. Nevralgias paroxísticas (trigémeo, glossofaríngeo, nervo intermédio, laríngeo superior)

2. Perturbações da dor contínua (surdez, neurite, nevralgia pós-herpética, nevralgia pós-traumática e pós-cirúrgica)

3. Dor mantida com simpatia

E. Distúrbios da dor intra-oral

1. Polpa dentária

2. Periodonto

3. Tecidos mucogengivais

4. Língua

F. Distúrbios temporomandibulares

1. Músculo mastigatório

2. Articulação temporomandibular

3. Estruturas associadas

G.   Estruturas associadas

1. Orelhas

2. Olhos

3. Nariz

4. Seios paranasais

5. Garganta

6. Gânglios linfáticos

7. Glândulas salivares

8. Pescoço

4. De   acordo   com   a   American   Academy   of   Clinical Neuropsycology (2005)[15]**:**

Músculo-esquelético

1. Distúrbios temporomandibulares

a. Perturbações dos músculos mastigatórios

- Dores miofasciais

- Miosite

- Mioespasmo

- Mialgia local

b. Distúrbios do disco articular

- Deslocação do disco com redução

- Deslocação do disco sem redução

c. Perturbações da articulação temporomandibular

- Sinovite/capsulite

- Osteoartrite

2. Cefaleia de tipo tensional Neuropática

1. Episódico

a. Nevralgia do trigémeo

b. Neuralgia do glossofaríngeo

2. Contínuo

a. Nevralgia herpética

b. Nevralgia pós-herpética

c. Nevralgia traumática

d. Síndrome de Eagle

Vascular

1. Arterite de células gigantes

2. Dissecção da artéria carótida Neurovascular

1. Enxaqueca

2. Cefaleia em salvas

3. Hemicrania paroxística crónica Idiopática

1. Dor facial atípica

2. Odontalgia atípica

3. Síndrome da boca ardente

Outras doenças que podem causar dor facial

1. Patologia local

2. Patologia à distância (dor referida)

3. Doenças sistémicas Psicogénicas

1. Perturbações somatoformes

2. Perturbações factícias

3. Malingering

5. De acordo com o livro de texto Oral diagnosis the clinician's guide[16] :

A. Dor de origem dentária

1. Dor pulpar

2. Dor periodontal

3. Dor gengival

4. Dor nos ossos

5. Dor associada às bases das próteses

B. Dor de origem não dentária

1. Neurogénico

a. Nevralgia do trigémeo

b. Neuralgia do glossofaríngeo

c. Herpes zoster

d. Nevralgia pós-herpética

e. Herpes geniculado (síndrome de Ramsay-Hunt)

f. Paralisia de Bell

g. Esclerose múltipla

h. Doença VIH

i. Tumores intracranianos

j. Causalgia

2. Origem vascular

a. Enxaqueca

b. Nevralgia migratória periódica

c. Hemicrania facial proxística

d. Arterite de células gigantes

e. Dor referida, por exemplo, isquémia cardíaca

3. Antro maxilar/nasofaringe

a. Sinusite

b. Malignidade

4. Glândulas salivares

a. Sialadenite bacteriana aguda

b. Sialadenite bacteriana crónica

c. Síndrome de Sjogren

d. Cálculos, estenose do ducto, obstrução do orifício do ducto

e. Doença VIH

f. Caxumba

5. Mucosa oral

a. Herpes zoster

b. Herpes geniculado (síndrome de Ramsay-Hunt)

c. Gengivoestomatite herpética

d. Carcinoma em último estádio

e. Ulceração das mucosas

6. Maxilares/músculos mastigatórios

a. Perturbações da articulação temporomandibular

b. Fracturas

c. Osteomielite

d. Quistos infectados

e. Malignidade

7. Orelhas

a. Otite média

8. Olhos

a. Glaucoma

9. Psicogénico

a. Dor facial atípica

b. Odontalgia atípica

c. Síndrome da boca ardente

6. De acordo com o livro de texto de medicina oral de Tyldesley[17]

:

1. Dor de dentes

a. Pulpite

b. Dente rachado

c. Patologia perirradicular

d. Pericoronite

e. Tomada seca

2. Distúrbios da dor temporomandibular

3. Perturbações da dor neuropática

a. Nevralgia do trigémeo

b. Neuralgia do glossofaríngeo

c. Nevralgia pós-herpética

4. Patologia das estruturas locais associadas

a. Glândulas salivares

b. Seios paranasais

c. Olhos

d. Afecções da coluna cervical

e. Nasofaringe

f. Orelhas

5. Doenças vasculares

a. Dores de cabeça:

- Enxaqueca

- Cefaleia em salvas

- Cefaleia de tipo tensional

- Arterite de células gigantes

6. Dor facial psicogénica

a. Dor facial atípica

7. Lesões intracranianas

a. Neoplasias

b. Esclerose múltipla

8. Dor encaminhada para um local remoto

a. Angina de peito

7. De acordo com a International Headache Society (2013)[18] :

1. Enxaqueca

1.1 Enxaqueca sem aura

1.2 Enxaqueca com aura

1.2.1   Enxaqueca com aura típica

1.2.1.1 Aura típica com dor de cabeça

1.2.1.2 Aura típica sem dor de cabeça

1.2.2   Enxaqueca com aura no tronco cerebral

1.2.3   Enxaqueca hemiplégica

1.2.3.1 Enxaqueca hemiplégica familiar

1.2.3.1.1 Enxaqueca hemiplégica familiar tipo 1

1.2.3.1.2 Enxaqueca hemiplégica familiar tipo 2

1.2.3.1.3 Enxaqueca hemiplégica familiar tipo 3

1.2.3.1.4 Enxaqueca hemiplégica familiar, outros loci

1.2.3.2 Enxaqueca hemiplégica esporádica

1.2.4   Enxaqueca retiniana

1.3 Enxaqueca crónica

1.4 Complicações da enxaqueca

1.4.1   Estado de mal-estar

1.4.2   Aura persistente sem enfarte

3.5.2   Provável hemicrania paroxística

3.5.3   Prováveis ataques de cefaleia neuralgiforme unilateral de curta duração

3.5.4   Provável hemicrania contínua

4. Outras perturbações primárias das cefaleias

4.1 Tosse primária dor de cabeça

4.1.1   Provável cefaleia por tosse primária

4.2 Cefaleia primária do exercício

4.2.1   Provável cefaleia de exercício primária

4.3 Dor de cabeça primária associada à atividade sexual

4.3.1   Provável cefaleia primária associada à atividade sexual

4.4 Cefaleia primária do tipo trovoada

4.5 Cefaleia por estímulo frio

4.5.1   Dor de cabeça atribuída à aplicação externa de um estímulo frio

4.5.2   Dor de cabeça atribuída à ingestão ou inalação de um estímulo frio

4.5.3   Provável cefaleia por estímulo frio

4.5.3.1 Dor de cabeça provavelmente atribuída à aplicação externa de um estímulo frio

4.5.3.2 Dor de cabeça provavelmente atribuída à ingestão ou inalação de um estímulo frio

4.6 Cefaleia de pressão externa

4.6.1   Cefaleia de compressão externa

4.6.2   Cefaleia de tração externa

4.6.3   Provável dor de cabeça por pressão externa

4.6.3.1 Provável cefaleia de compressão externa

4.6.3.2 Provável cefaleia de tração externa

4.7 Cefaleia lancinante primária

4.7.1   Cefaleia lancinante primária provável

4.8 Cefaleia numular

4.8.1   Provável dor de cabeça numular

4.9 Cefaleia hipnótica

4.9.1   Provável cefaleia hipnótica

4.10 Nova cefaleia persistente diária (NDPH)

4.10.1 Provável nova cefaleia persistente diária

5. Cefaleias atribuídas a traumatismos ou lesões da cabeça e/ou do pescoço

5.1 Cefaleia aguda atribuída a um traumatismo craniano

5.1.1   Cefaleia aguda atribuída a traumatismo craniano moderado ou grave

5.1.2   Cefaleia aguda atribuída a um traumatismo craniano ligeiro

5.2 Cefaleia persistente atribuída a um traumatismo craniano

5.2.1   Cefaleia persistente atribuída a traumatismo craniano moderado ou grave

5.2.2   Cefaleia persistente atribuída a um traumatismo craniano ligeiro

5.3 Cefaleia aguda atribuída a um golpe de chicote

5.4 Cefaleia persistente atribuída ao efeito de chicote

5.5 Cefaleia aguda atribuída a uma craniotomia

5.6 Cefaleia persistente atribuída a uma craniotomia

6. Cefaleias atribuídas a perturbações vasculares cranianas ou cervicais

6.1 Dor de cabeça atribuída a acidente vascular cerebral isquémico ou ataque isquémico transitório

6.1.1 Cefaleias atribuídas a um acidente vascular cerebral isquémico (enfarte cerebral)

6.1.2 Cefaleia atribuída a ataque isquémico transitório (AIT)

6.2 Cefaleia atribuída a uma hemorragia intracraniana não traumática

6.2.1 Cefaleias atribuídas a uma hemorragia intracerebral não traumática

6.2.2 Cefaleias atribuídas a hemorragia subaracnoideia (HSA) não traumática

6.2.3 Cefaleias atribuídas a hemorragia subdural aguda não traumática (ASDH)

6.3 Cefaleias atribuídas a malformações vasculares não rotas

6.3.1 Cefaleia atribuída a um aneurisma sacular não roto

6.3.2 Cefaleia atribuída a malformação arteriovenosa (MAV)

6.3.3 Cefaleia atribuída a uma fístula arteriovenosa dural (FADV)

6.3.4 Cefaleia atribuída a um angioma cavernoso

6.3.5 Cefaleia atribuída a angiomatose encefalotrigeminal ou leptomeníngea (síndrome de Sturge Weber)

6.4 Dor de cabeça atribuída a arterite

6.4.1 Cefaleias atribuídas à arterite de células gigantes (ACG)

6.4.2 Cefaleia atribuída a uma angiite primária do sistema nervoso central (PACNS)

6.4.3 Cefaleia atribuída a uma angiite secundária do sistema nervoso central (SACNS)

6.5 Cefaleia atribuída a uma perturbação da carótida cervical ou da artéria vertebral

6.5.1 Cefaleias ou dores faciais ou no pescoço atribuídas a uma dissecção da carótida cervical ou da artéria vertebral

6.5.2 Cefaleia pós-endarterectomia

6.5.3 Cefaleia atribuída a angioplastia carotídea ou vertebral

6.6 Cefaleia atribuída a uma trombose venosa cerebral (TVC)

6.7 Cefaleia atribuída a outra doença arterial intracraniana aguda

6.7.1 Cefaleia atribuída a um procedimento endovascular intracraniano

6.7.2 Angiografia dor de cabeça

6.7.3 Cefaleia atribuída à síndrome de vasoconstrição cerebral reversível (SVCR)

6.7.3.1 Cefaleia provavelmente atribuída à síndrome de vasoconstrição cerebral reversível (SVCR)

6.7.4 Cefaleia atribuída a uma dissecção arterial intracraniana

6.8 Cefaleia atribuída a uma vasculopatia genética

6.8.1 Arteriopatia Cerebral Autossómica Dominante com Infartos Subcorticais e Leucoencefalopatia (CADASIL)

6.8.2 Encefalopatia mitocondrial, acidose láctica e episódios semelhantes a AVC (MELAS)

6.8.3 Cefaleia atribuída a outra vasculopatia genética

6.9 Cefaleia atribuída à apoplexia hipofisária

7. Cefaleia atribuída a uma doença intracraniana não vascular

7.1 Cefaleias atribuídas ao aumento da pressão do líquido cefalorraquidiano

7.1.1 Cefaleias atribuídas à hipertensão intracraniana idiopática (HII)

7.1.2 Cefaleia atribuída a hipertensão intracraniana secundária a causas metabólicas, tóxicas ou hormonais

7.1.3 Cefaleia atribuída a hipertensão intracraniana secundária a hidrocefalia

7.2 Cefaleias atribuídas a uma pressão baixa do líquido cefalorraquidiano

7.2.1 Cefaleia pós-punção dural

7.2.2 Cefaleia por fístula liquórica

7.2.3 Cefaleia atribuída a hipotensão intracraniana espontânea

7.3 Cefaleia atribuída a uma doença inflamatória não infecciosa

7.3.1 Cefaleias atribuídas à neurossarcoidose

7.3.2 Cefaleia atribuída a uma meningite asséptica (não infecciosa)

7.3.3 Cefaleia atribuída a outra doença inflamatória não infecciosa

7.3.4 Cefaleia atribuída a hipofisite linfocítica

7.3.5 Síndrome de cefaleias e défices neurológicos transitórios com linfocitose do líquido cefalorraquidiano (HaNDL)

7.4 Cefaleias atribuídas a neoplasias intracranianas

7.4.1 Cefaleia atribuída a uma neoplasia intracraniana

7.4.1.1 Cefaleia atribuída a um quisto coloidal do terceiro ventrículo

7.4.2 Cefaleia atribuída a meningite carcinomatosa

7.4.3 Cefaleias atribuídas a uma hiper ou hipossecreção hipotalâmica ou hipofisária

7.5 Cefaleia atribuída à injeção intratecal

7.6 Dor de cabeça atribuída a um ataque epilético

7.6.1 Hemicrania epilética

7.6.2 Cefaleia pós-ictal

7.7 Cefaleia atribuída à malformação de Chiari tipo I (CM1)

7.8 Cefaleia atribuída a outra doença intracraniana não vascular

8. Dor de cabeça atribuída a uma substância ou à sua retirada

8.1 Dor de cabeça atribuída à utilização ou exposição a uma substância

8.1.1 Cefaleias induzidas por dadores de óxido nítrico (NO)

8.1.1.1 Cefaleia induzida por dador imediato de NO

8.1.1.2 Cefaleia retardada induzida por dador de NO

8.1.2 Cefaleias induzidas por inibidores da fosfodiesterase (PDE)

8.1.3 Cefaleias induzidas por monóxido de carbono (CO)

8.1.4 Dor de cabeça induzida pelo álcool

8.1.4.1 Cefaleia imediata induzida pelo álcool

8.1.4.2 Cefaleia tardia induzida pelo álcool

8.1.5 Dor de cabeça induzida por alimentos e/ou aditivos

8.1.5.1 Cefaleias induzidas por glutamato monossódico (MSG)

8.1.6 Cefaleia induzida por cocaína

8.1.7 Cefaleia induzida por histamina

8.1.7.1 Cefaleia imediata induzida por histamina

8.1.7.2 Cefaleia tardia induzida por histamina

8.1.8 Cefaleias induzidas pelo péptido relacionado com o gene da calcitonina (CGRP)

8.1.8.1 Cefaleia imediata induzida por CGRP

8.1.8.2 Cefaleia tardia induzida por CGRP

8.1.9   Cefaleia atribuída a um agente pressor exógeno agudo

8.1.10   Cefaleias atribuídas à utilização ocasional de medicamentos não cefaleias

8.1.11 Cefaleias atribuídas à utilização prolongada de medicamentos que não são para as dores de cabeça

8.1.12   Cefaleia atribuída a uma hormona exógena

8.1.13 Cefaleia atribuída à utilização ou exposição a outra substância

8.2 Cefaleia por uso excessivo de medicamentos

8.2.1   Cefaleia por uso excessivo de ergotamina

8.2.2   Cefaleia por uso excessivo de triptanos

8.2.3   Cefaleia simples por uso de analgésicos

8.2.3.1 Cefaleia por uso excessivo de paracetamol (acetaminofeno)

8.2.3.2 Cefaleia de uso excessivo de ácido acetilsalicílico
8.2.3.3Outro anti-inflamatório não esteroide (AINE) - cefaleia de uso excessivo

8.2.4   Cefaleia por abuso de opiáceos

8.2.5   Cefaleia por uso excessivo de analgésicos combinados

8.2.6   Cefaleia por uso excessivo de medicamentos atribuída a múltiplas classes de medicamentos não utilizados individualmente em excesso

8.2.7   Cefaleia por uso excessivo de medicamentos atribuída ao uso excessivo não verificado de várias classes de medicamentos

8.2.8 Cefaleia por uso excessivo de medicamentos atribuída a outros medicamentos

8.3 Cefaleias atribuídas à abstinência de substâncias

8.3.1 Cefaleia de privação de cafeína

8.3.2 Cefaleia de privação de opiáceos

8.3.3 Cefaleia de privação de estrogénio

8.3.4 Cefaleia atribuída à abstinência do uso crónico de outra substância

9. Dor de cabeça atribuída a uma infeção

9.1 Cefaleia atribuída a uma infeção intracraniana

9.1.1 Cefaleia atribuída a meningite bacteriana ou meningoencefalite

9.1.1.1 Cefaleia aguda atribuída a meningite bacteriana ou meningoencefalite

9.1.1.2 Cefaleia crónica atribuída a meningite bacteriana ou meningoencefalite

9.1.1.3 Cefaleia persistente atribuída a meningite ou meningoencefalite bacteriana anterior

9.1.2 Cefaleia atribuída a meningite ou encefalite viral

9.1.2.1 Cefaleia atribuída a uma meningite viral

9.1.2.2 Cefaleia atribuída a uma encefalite viral

9.1.3 Cefaleia atribuída a infeção intracraniana por fungos ou outros parasitas

9.1.3.1 Cefaleia aguda atribuída a infeção intracraniana por fungos ou outros parasitas

10.3.3   Cefaleias atribuídas à encefalopatia hipertensiva

10.3.4   Cefaleias atribuídas a pré-eclampsia ou eclampsia

10.3.5   Cefaleia atribuída a uma disreflexia autonómica

10.4 Dor de cabeça atribuída ao hipotiroidismo

10.5 Dor de cabeça atribuída ao jejum

10.6 Cefaleias cardíacas

10.7 Cefaleia atribuída a outra perturbação da homeostase

11.   Cefaleias ou dores faciais atribuídas a perturbações do crânio, do pescoço, dos olhos, dos ouvidos, do nariz, dos seios nasais, dos dentes, da boca ou de outras estruturas faciais ou cervicais

11.1 Cefaleias atribuídas a perturbações dos ossos do crânio

11.2 Dor de cabeça atribuída a uma perturbação do pescoço

11.2.1   Cefaleia cervicogénica

11.2.2   Cefaleia atribuída a uma tendinite retrofaríngea

11.2.3   Cefaleia atribuída a distonia craniocervical

11.3 Dores de cabeça atribuídas a perturbações dos olhos

11.3.1   Cefaleia atribuída a um glaucoma agudo

11.3.2   Dor de cabeça atribuída a erro de refração

11.3.3   Cefaleia atribuída a heteroforia ou heterotropia (estrabismo latente ou persistente)

1 1.3.4 Dor de cabeça atribuída a doença inflamatória ocular

11.3.5   Cefaleia atribuída à trocleíte

11.4 Dores de cabeça atribuídas a perturbações dos ouvidos

11.5 Cefaleias atribuídas a perturbações do nariz ou dos seios paranasais

11.5.1   Cefaleia atribuída a uma rinossinusite aguda

11.5.2   Dor de cabeça atribuída a rinossinusite crónica ou recorrente

11.6 Cefaleias atribuídas a perturbações dos dentes ou da mandíbula

11.7 Cefaleia atribuída a uma perturbação temporomandibular (DTM)

11.8 Dor de cabeça ou facial atribuída à inflamação do ligamento estilo-hióideo

11.9 Cefaleia ou dor facial atribuída a outra afeção do crânio, pescoço, olhos, ouvidos, nariz, seios nasais, dentes, boca ou outra estrutura facial ou cervical

12.   Cefaleias atribuídas a perturbações psiquiátricas

12.1 Cefaleia atribuída a perturbação de somatização

12.2 Dor de cabeça atribuída a perturbação psicótica

13.   Neuropatias cranianas dolorosas e outras dores faciais

13.1 Nevralgia do trigémeo

13.1.1   Nevralgia clássica do trigémeo

13.1.1.1   Nevralgia trigeminal clássica, puramente paroxística

13.1.1.2   Neuralgia clássica do trigémeo com dor facial persistente concomitante

13.1.2   Neuropatia trigeminal dolorosa

13.1.2.1   Neuropatia trigeminal dolorosa atribuída a Herpes zoster agudo

13.1.2.2   Neuropatia trigeminal pós-herpética

13.1.2.3   Neuropatia trigeminal dolorosa pós-traumática

13.1.2.4   Neuropatia trigeminal dolorosa atribuída à placa de esclerose múltipla (EM)

13.1.2.5   Neuropatia trigeminal dolorosa atribuída a uma lesão que ocupa espaço

13.1.2.6   Neuropatia trigeminal dolorosa atribuída a outra doença

13.2 Neuralgia do glossofaríngeo

13.3 Nevralgia do nervo intermédio (nervo facial)

13.3.1   Neuralgia clássica do nervo intermédio

13.3.2   Neuropatia do nervo intermédio atribuída ao Herpes zoster

13.4 Nevralgia occipital

13.5 Neurite ótica

13.6 Cefaleia atribuída a uma paralisia isquémica do nervo motor ocular

13.7 Síndrome de Tolosa-Hunt

13.8 Síndrome oculossimpática paratrigeminal (Raeder)

13.9 Neuropatia oftalmoplegica dolorosa recorrente

13.10   Síndrome da boca ardente (BMS)

13.11   Dor facial idiopática persistente (PIFP)

13.12   Dor neuropática central

13.12.1 Dor neuropática central atribuída à esclerose múltipla (EM)

13.12.2 Dor central pós-acidente vascular cerebral (CPSP)

14.   Outras perturbações da dor de cabeça

14.1 Cefaleias não classificadas noutra parte

14.2 Dor de cabeça não especificada

CAPÍTULO 6A

PERTURBAÇÕES DA DOR INTRACRANIANA

A grande maioria dos doentes que apresentam dores de cabeça ou faciais não tem uma doença subjacente grave. Apesar de representarem uma pequena percentagem dos doentes com dores de cabeça e faciais, as etiologias graves não devem ser negligenciadas.[19] Pela sua própria natureza, as causas intracranianas de dor orofacial são difíceis de diagnosticar e, normalmente, não apresentam caraterísticas patognomónicas. Assim, uma análise cuidadosa da história do doente, com especial ênfase na identificação de sinais de alerta, oferece a melhor hipótese de um diagnóstico preciso e de testes e encaminhamento adequados.[7]

Investigação preliminar:

A ferramenta mnemónica da American Headache Society, SNOOP, descreve os aspectos dos sinais e sintomas de um doente que podem indicar uma doença grave ou potencialmente fatal:

<u>Quadro 5: SNOOP - Sinais e sintomas de preocupação[7]</u>

Caraterística	Sintomas
Sintomas sistémicos	Febre, perda de peso
Doença sistémica	VIH, cancro sistémico
Sinais/sintomas neurológicos	Confusão, desajeitado, fraco, afásico
Início súbito	Thunderclap, progressivo, posicional
Idade avançada	Arterite temporal, cancro, infeção
Mudança de padrão	Dor de cabeça existente agora com novo padrão, qualidade e/ou gravidade

Cefaleias associadas a doenças vasculares:

O diagnóstico da cefaleia e do seu nexo de causalidade é fácil na maioria das doenças vasculares, porque a cefaleia se apresenta de forma aguda e com sinais neurológicos e porque muitas vezes regride rapidamente. A estreita relação temporal entre a cefaleia e estes sinais neurológicos é, portanto, crucial para estabelecer a causa.

Em muitas destas condições, como o AVC isquémico ou hemorrágico, a cefaleia é ofuscada por sinais focais e/ou perturbações da consciência. Noutras, como a hemorragia subaracnóidea, a cefaleia é normalmente o sintoma proeminente. Numa série de outras condições que podem induzir tanto a cefaleia como o AVC, tais como dissecções, trombose venosa cerebral, arterite de células gigantes e angiite do sistema nervoso central, a cefaleia é frequentemente um sintoma de alerta inicial. Por conseguinte, é crucial reconhecer a associação da cefaleia com estas doenças, de modo a diagnosticar corretamente a doença vascular subjacente e iniciar o tratamento adequado o mais cedo possível, prevenindo assim consequências neurológicas potencialmente devastadoras.

Todas estas condições podem ocorrer em doentes que já sofreram anteriormente uma cefaleia primária de qualquer tipo. Um indício que aponta para uma doença vascular subjacente é o aparecimento, geralmente súbito, de uma nova dor de cabeça, até então desconhecida pelo doente. Sempre que isto acontece, devem ser procuradas urgentemente doenças vasculares.[18]

Critérios do IHS para o diagnóstico[18] :

A. Dor de cabeça que preenche o critério C

B. Uma doença vascular craniana ou cervical conhecida por ser capaz de

causam dor de cabeça.

C.Prova de nexo de causalidade demonstrada por, pelo menos, dois dos seguintes elementos:

1. A dor de cabeça desenvolveu-se em relação temporal com o início da doença vascular craniana ou cervical

2. Uma ou ambas as seguintes situações:

a)A dor de cabeça agravou-se significativamente em paralelo com o agravamento da doença vascular craniana ou cervical

b)A dor de cabeça melhorou significativamente em paralelo com a melhoria da doença vascular craniana ou cervical

3. A dor de cabeça tem caraterísticas típicas de uma doença vascular craniana ou cervical

4. Existem outras provas do nexo de causalidade

D.Não é melhor explicado por outro diagnóstico ICHD-3.

A.Doença Cerebrovascular Isquémica Aguda:
A cefaleia pode fazer parte da apresentação de uma doença cerebrovascular isquémica aguda. O mecanismo pelo qual ocorre não é claro. Normalmente, a cefaleia é de início agudo e está associada a sinais e sintomas neurológicos focais. É geralmente ligeira a moderada, mas não há nada de patognomónico na qualidade, gravidade ou localização da dor. Os défices neurológicos associados incluem obstruções visuais, fraqueza, dormência, alterações cognitivas, disartria, afasia e ataxia. Tanto o enfarte cerebral como os ataques isquémicos transitórios podem estar associados à cefaleia. É mais provável que a isquemia ocorra em indivíduos mais velhos com factores de risco vascular (por exemplo, diabetes, hipertensão, etc.), enquanto o AVC pode ocorrer em

qualquer idade.[7,18,19]

a. Cefaleia atribuída a um acidente vascular cerebral isquémico (enfarte cerebral)-

É acompanhada de sinais neurológicos focais e/ou alterações da consciência, o que na maioria dos casos permite uma fácil diferenciação das cefaleias primárias. É geralmente de intensidade moderada e não tem caraterísticas específicas. Pode ser bilateral ou unilateral ipsilateral ao AVC. Raramente, um acidente vascular cerebral isquémico agudo, nomeadamente um enfarte cerebelar, pode apresentar-se com uma cefaleia súbita isolada (até mesmo em forma de trovão). A cefaleia acompanha o AVC isquémico em até um terço dos casos; é mais frequente nos AVCs do território basilar do que nos do território carotídeo. Tem pouco valor prático para estabelecer a etiologia do AVC, exceto que a cefaleia está muito raramente associada a enfartes lacunares, mas é extremamente comum em doenças agudas da parede arterial, como a dissecção ou a síndrome de vasoconstrição cerebral reversível. Nestas últimas condições, a cefaleia pode ser diretamente causada pelas lesões da parede arterial e pode preceder o AVC isquémico.[18]

b. Dor de cabeça atribuída a um ataque isquémico transitório (AIT) - Um AIT é um episódio transitório de disfunção neurológica causado por isquemia focal do cérebro ou da retina sem evidência clínica, imagiológica ou outra de enfarte agudo do cérebro ou da retina. Os sintomas de um AIT duram normalmente, mas não invariavelmente, menos de 1 hora. Embora seja mais comum no AIT do território basilar do que no carotídeo, a cefaleia é muito raramente um sintoma proeminente do AIT.[18]

Quando se suspeita destas doenças num doente com dores na cabeça ou na face, deve ser consultado um médico com urgência. A

TAC da cabeça pode ser suficiente para o diagnóstico, especialmente se houver suspeita de acumulação aguda de sangue. Para a deteção de isquémia cerebral aguda, a RMN tem maior especificidade e sensibilidade.[7,19]

B.Hemorragia intracraniana:

A cefaleia secundária a hemorragia intracraniana é subcategorizada consoante a localização da coleção de sangue. Dependendo do tipo de hemorragia, pode ser isolada ou associada a défices neurológicos focais.[7,18,19]

a. Cefaleia atribuída a hemorragia intracerebral-

A hemorragia intracerebral refere-se a uma hemorragia que tem o seu local primário de hemorragia no parênquima cerebral, podendo resultar de hipertensão, neoplasia, malformação arteriovenosa ou outra condição. A cefaleia associada é geralmente de início agudo e apresenta-se tipicamente com défices neurológicos agudos. Raramente pode ser a caraterística principal e proeminente, sendo geralmente ofuscada por défices focais ou coma. [7,18,19]

b. Cefaleia atribuída a uma hemorragia subaracnoideia

A hemorragia subaracnóidea resulta mais frequentemente da hemorragia de um aneurisma arterial que afecta uma das grandes artérias no espaço subaracnoide ou de uma malformação arteriovenosa no espaço subaracnoide. A cefaleia associada é de início muito súbito, "cefaleia em trovoada", que atinge a sua intensidade máxima em menos de 1 minuto. Pode ser o único sintoma de hemorragia subaracnóidea. Outros sintomas associados incluem náuseas, vómitos, rigidez da nuca e perda rápida de consciência. [7,18,19]

c. Cefaleia atribuída a uma hemorragia subdural aguda.

A hemorragia subdural ocorre quando há hemorragia entre a dura-máter e a aracnoide associada a lesão de uma ou mais veias de ligação. A cefaleia associada é tipicamente grave e súbita, com um pico em segundos e minutos. Geralmente é acompanhada ou rapidamente seguida por sinais focais e diminuição da consciência. Para além da dor, os sintomas podem incluir perturbações da marcha, alterações da personalidade, sonolência ou perturbações visuais. [7,18,19]

Sempre que se suspeite de uma hemorragia intracraniana, é necessário recorrer urgentemente a um hospital para receber cuidados de emergência. Deve obter-se imediatamente uma TAC ou RMN da cabeça e, se os resultados forem negativos, é necessário efetuar um exame do LCR para confirmar ou excluir o diagnóstico.

C.Malformação vascular não rompida:

Os aneurismas saculares, as malformações arteriovenosas, as fístulas arteriovenosas durais e os angiomas cavernosos são exemplos de malformações vasculares não rotas. Estas podem apresentar-se com dores de cabeça inespecíficas ou podem imitar enxaquecas ou cefaleias de tensão. Os doentes podem apresentar-se em qualquer idade e alguns podem queixar-se de zumbido pulsátil. A história familiar é frequentemente positiva. Para o diagnóstico, pode ser efectuada uma angiografia por ressonância magnética ou uma angiografia por TAC. [7,18,19]

D.Arterite craniana:

O termo arterite craniana sugere que uma artéria da região craniana está inflamada. É também designada por arterite temporal, uma vez que a artéria temporal é a mais frequentemente afetada. Devido à sua etiologia, também é referida como arterite de células gigantes ou polimialgia reumática.

A incidência da arterite aumenta consideravelmente após os 50 anos de idade. A arterite temporal apresenta-se habitualmente como uma dor de cabeça grave na região temporal, geralmente unilateral, mas ocasionalmente bilateral. A dor é frequentemente latejante e maçadora, com uma intensidade ligeira a grave e é constante ou intermitente. A palpação da região temporal revela normalmente uma artéria temporal proeminente, tortuosa, muito sensível e dilatada. O doente pode também queixar-se de dor ao pentear o cabelo ou ao apoiar a cabeça na almofada. Os sintomas incluem cefaleias unilaterais difusas, polimialgia reumática, dor torácica, dor no maxilar e claudicação, febre e perda de peso.

As análises ao sangue revelam uma taxa de sedimentação de eritrócitos elevada e níveis elevados de proteína C-reactiva. A doença é confirmada por biopsia da artéria temporal, confirmando a arterite de células gigantes.

Cerca de metade dos doentes com arterite temporal não tratada desenvolvem cegueira devido ao envolvimento da artéria oftálmica. Esta complicação significativa pode ser evitada com o início imediato da terapêutica com glucocorticóides (75 mg por dia), o que sublinha a importância do reconhecimento imediato. As doses de esteróides são reduzidas em 5 mg por semana até uma dose de manutenção de 10 mg por dia e depois continuadas durante 3 meses.[1,4,7,19]

E. Dor na artéria carótida ou vertebral:

a. Dissecção da artéria carótida ou vertebral

A dissecção da artéria carótida pode ocorrer devido a uma causa traumática, como um traumatismo contundente no pescoço, ou a uma causa não traumática, como uma lesão arterial, como a displasia fibromuscular.

Os doentes com dissecção da artéria carótida ou vertebral apresentam dor focal ipsilateral, geralmente de início agudo, que envolve o pescoço, a face e/ou a cabeça. O doente pode notar zumbido pulsátil. Frequentemente, a queixa de dor é acompanhada por uma síndrome de Horner (paresia oculossimpática) e podem ocorrer ataques isquémicos transitórios e/ou enfartes no território da artéria afetada.

Para além de se verificar a existência de uma nova assimetria pupilar, devem procurar-se hematomas audíveis, que podem indicar um fluxo sanguíneo turbulento. As suspeitas de dissecção devem ser imediatamente seguidas por um neurologista ou neurocirurgião para investigação mais aprofundada através de ecografia duplex extracraniana, ressonância magnética, angiografia por ressonância magnética ou tomografia computorizada e, em casos duvidosos, angiografia convencional. O tratamento consiste tipicamente em 3 a 6 meses de terapia anticoagulante. [7,18,19]

b. Carotidinia-

Por definição, a carotidinia é uma dor com origem na artéria carótida ou a partir dela. Diz-se que a síndrome é auto-limitada, durando menos de 2 semanas. Nos últimos anos, este diagnóstico caiu em desgraça devido à falta de especificidade, e uma revisão crítica da literatura revelou que não se trata de uma entidade patológica única. A carotidinia pode ter uma origem viral. Outras causas incluem dissecção da artéria carótida, endarterectomia pós-carotídea, aneurisma, arterite temporal, displasia fibromuscular, tumor do corpo carotídeo, linfadenite, infiltração maligna e úlceras aftosas locais.

A carotidinia é caracterizada por sensibilidade, inchaço e sensibilidade da artéria carótida com dor no lado afetado do pescoço e, por vezes, na parte ipsilateral da cabeça. A palpação da artéria carótida revela uma dor significativa. Por vezes, notam-se pulsações conspícuas da artéria carótida comum do lado afetado. São necessários exames adequados para excluir uma anomalia estrutural.

Embora a carotidinia pareça ser uma doença auto-limitada, quando existe confusão diagnóstica, o doente deve ser encaminhado para uma avaliação adequada. Por vezes, a doença pode ser tratada farmacologicamente. Os analgésicos, os esteróides e os medicamentos utilizados para a enxaqueca são normalmente o tratamento de eleição.[1,7,19]

F. Trombose venosa:

Uma condição inflamatória nas veias do seio venoso cerebral é denominada trombose venosa. Os factores predisponentes incluem desidratação, pílulas contraceptivas orais, estado pós-parto, discrasias sanguíneas pró-trombóticas, doenças neoplásicas, traumatismo craniano ligeiro a moderado e infeção local.

A cefaleia associada é, na maior parte das vezes, difusa, progressiva e grave, mas pode ser unilateral e súbita (até mesmo em forma de trovão), ou ligeira, e por vezes semelhante a uma enxaqueca. Está associada a perturbações visuais, sinais de aumento da pressão intracraniana (náuseas, vómitos ou papiledema), convulsões ou deficiências neurológicas francas.

O doente com suspeita de trombose venosa deve ser imediatamente encaminhado para um neurologista ou neurocirurgião para investigação mais aprofundada através de RMN com venografia por RM ou TAC com venografia por TAC. O tratamento pode consistir na modificação dos factores predisponentes e em pelo menos 6 meses de terapia anticoagulante.[7,18,19]

Cefaleias associadas a doenças intracranianas não vasculares:

Quando uma cefaleia ocorre pela primeira vez em estreita relação temporal com uma perturbação intracraniana não vascular, é codificada como uma cefaleia secundária atribuída a essa perturbação. Quando uma cefaleia preexistente com as caraterísticas de uma perturbação primária de cefaleia se torna crónica, ou se agrava significativamente (o que normalmente significa um aumento de duas vezes ou mais na frequência e/ou gravidade), em estreita relação temporal com uma perturbação intracraniana não vascular, deve ser dado tanto o diagnóstico inicial de cefaleia como um diagnóstico de Cefaleia atribuída a uma perturbação intracraniana não vascular (ou a um dos seus subtipos), desde que haja boas provas de que a perturbação pode causar cefaleia

Critérios do IHS para o diagnóstico[18] :

A. Dor de cabeça que preenche o critério C.

B. Foi diagnosticada uma doença intracraniana não vascular conhecida por poder causar cefaleias.

C. Prova de nexo de causalidade demonstrada por, pelo menos, dois dos seguintes elementos:

1. A dor de cabeça desenvolveu-se em relação temporal com o início da doença intracraniana não vascular

2. Uma ou ambas as seguintes situações:

a) A dor de cabeça piorou significativamente em paralelo com o agravamento da doença intracraniana não vascular

b) A dor de cabeça melhorou significativamente em paralelo com a melhoria da doença intracraniana não vascular

3. A dor de cabeça tem caraterísticas típicas de uma doença intracraniana não vascular.

4. Existem outras provas do nexo de causalidade.

D.Não é melhor explicado por outro diagnóstico ICHD-3.

A.Aumento da pressão do LCR:

A hipertensão intracraniana benigna, também conhecida como pseudotumor cerebral, é uma doença idiopática caracterizada pelo aumento da pressão intracraniana. As mulheres são mais frequentemente afectadas do que os homens e a obesidade é um fator de risco. A idade média do diagnóstico é de aproximadamente 30 anos. O pseudotumor cerebral é caracterizado por um aumento da pressão intracraniana (>200 mm de água) medida por punção lombar. Os médicos devem estar atentos a anomalias do movimento extraocular e papiledema. O principal risco do pseudotumor cerebral é o de cegueira secundária a lesões do nervo ótico.

A cefaleia associada é frequentemente descrita como frontal, retro-orbital, "tipo pressão" ou explosiva; pode também ocorrer cefaleia tipo enxaqueca. A cefaleia agrava-se tipicamente com a manobra de Valsalva ou com a reclinação. A cefaleia pode estar associada a náuseas, vómitos, tonturas, zumbido pulsátil e/ou rigidez do pescoço.

É necessário um estudo imagiológico, de preferência uma ressonância magnética, para o diagnóstico. Após um encaminhamento adequado, o tratamento consiste na modificação dos factores de risco (perda de peso), em medicamentos como a acetazolamida, diuréticos e corticosteróides e em punções lombares repetidas. Em casos resistentes, pode ser necessária a fenestração da bainha do nervo ótico e procedimentos de derivação. [7,18,19]

B.Diminuição da pressão do LCR:

A cefaleia associada à baixa pressão do LCR ocorre após punções durais ou lombares, devido a fístula do LCR ou tem origem espontânea. A cefaleia associada piora significativamente pouco depois de se sentar na vertical ou de se levantar e/ou melhora depois de se deitar na horizontal. Podem estar associados náuseas, vómitos, rigidez do pescoço, zumbidos ou fotofobia. A maioria das cefaleias desaparece em poucos dias.

A ressonância magnética com gadolínio revela tipicamente um realce paquimeníngeo da dura-máter e talvez uma descida das amígdalas cerebelares. O tratamento envolve repouso na cama, analgésicos ligeiros, cafeína ou teofilina, ou um penso sanguíneo epidural. [7,18,19]

C.Neoplasia intracraniana:

A dor de cabeça pode ser atribuída ao aumento da pressão intracraniana, à própria neoplasia ou à meningite carcinomatosa. A cefaleia associada a uma neoplasia intracraniana é frequentemente grave, progressiva, pior de manhã e agravada por manobras do tipo Valsalva. A cefaleia está quase sempre associada a outros sintomas indicativos de lesão focal (por exemplo, fraqueza, afasia) ou de aumento da pressão intracraniana (por exemplo, náuseas e vómitos). Quando existe uma suspeita significativa da presença de neoplasia intracraniana, o doente deve ser imediatamente encaminhado para o pessoal médico adequado. [7,18,19]

D.Infeção intracraniana:

A dor de cabeça é um sintoma comum de infecções intracranianas, incluindo meningite, encefalite, abcesso cerebral e empiema subdural.

A dor de cabeça causada pela meningite é de duração variável. Pode desenvolver-se num contexto de sintomas ligeiros semelhantes aos da gripe. É tipicamente aguda e está associada a rigidez do pescoço, náuseas, febre e alterações do estado mental e/ou outros sintomas e/ou sinais neurológicos. Na maioria dos casos, desaparece após a erradicação da infeção, mas raramente se torna persistente.

Dor de cabeça causada por meningite ou encefalite viral, normalmente com rigidez do pescoço e febre e associada, de forma variável, consoante a extensão da infeção, a sintomas e/ou sinais neurológicos, incluindo alterações do estado mental. O vírus Herpes simplex é a causa mais comum de encefalite viral não epidémica.

Cefaleia causada por abcesso cerebral, geralmente associada a febre, náuseas e vómitos, défices neurológicos focais e/ou alteração do estado mental (incluindo diminuição da vigilância). Pode desenvolver-se um aumento da pressão intracraniana.

A cefaleia causada por empiema subdural está associada a febre, rigidez do pescoço, redução do nível de consciência e défices neurológicos focais.

O diagnóstico da infeção é feito através de procedimentos como hemoculturas, coloração de Gram, reação em cadeia da polimerase e exame do LCR. As técnicas de imagiologia incluem a TAC e a RMN. A avaliação e o tratamento por um médico são adequados. [7,18,19]

CAPÍTULO 6B

PERTURBAÇÕES PRIMÁRIAS DAS CEFALEIAS

A sociedade internacional das cefaleias classificou todas as cefaleias primárias em quatro categorias:

1. Enxaqueca

2. Cefaleia de tensão

3. Cefaleia em salvas e outras cefaleias autonómicas do trigémeo

4. Outras cefaleias primárias

Enxaqueca:

Introdução

A enxaqueca é um tipo grave, comum e incapacitante de uma doença primária de cefaleias. A combinação de elevada prevalência, dor intensa e sintomas neurológicos debilitantes aumenta o impacto social da enxaqueca para além de outras cefaleias primárias. É mais frequente nas mulheres; o rácio entre homens e mulheres é de 1:3. Desenvolve-se mais frequentemente nas primeiras três décadas de vida.[1,20,21]

Tipos-

Os dois tipos mais comuns de enxaqueca são:

1. Enxaqueca sem aura (MWA), também conhecida como enxaqueca comum

2. Enxaqueca com aura (MA), também conhecida como enxaqueca clássica.

Caraterísticas clínicas-

A crise de enxaqueca pode ser dividida em quatro fases:

1. Fase premonitória (Prodorme)

2. Aura

3. Fase de dor de cabeça

4. Pós-dromo

1. A Fase Premonitória-

É um período de tempo que ocorre horas ou mesmo dias antes de a cefaleia ser sentida. Pode consistir em sintomas mentais, neurológicos e gerais que se relacionam com factores autonómicos e constitucionais.

Tabela 6: Sintomas prodrómicos associados à enxaqueca[1]

Psicológico	Neurológico	Geral
Depressão Hiperatividade Euforia Conversa Irritabilidade Sonolência Inquietação	Fotofobia Fonofobia Dificuldade de concentração Disfasia Hiperosmia Bocejo	Pescoço rígido Desejos de comer Sensação de frio Anorexia Lentidão Diarreia ou obstipação Sede Urinar Retenção de fluido

2. Aura-

A aura da enxaqueca é um complexo de sintomas neurológicos focais que precede imediatamente a dor de cabeça. A aura desenvolve-se ao longo de 5 a 20 minutos e dura menos de 60 minutos. A aura é normalmente caracterizada por fenómenos visuais, sensoriais ou motores e pode mesmo incluir perturbações da linguagem e do tronco cerebral.

A aura visual típica começa como uma linha em ziguezague, tremeluzente e incolor, no centro do campo visual e afecta a visão central - um espetro de fortificação. Nesta fase, podem também ser observadas áreas de perda de visão. A parestesia é o sintoma sensorial mais comum. Pode começar como dormência na mão, migrando para o braço, e depois afecta a face, os lábios e a língua. A aura motora típica é de meio lado e afecta a mão e o braço.[1,20,21]

3. Fase de dor de cabeça-

As caraterísticas clínicas da fase de cefaleia na MWA e na MA são muito semelhantes. A cefaleia é tipicamente unilateral, sem preferência de lado, mas é relatada bilateralmente em alguns doentes. A enxaqueca que ocorre persistentemente no mesmo lado (enxaqueca de bloqueio lateral) foi observada em até metade dos doentes com enxaqueca. As enxaquecas ocorrem habitualmente nas regiões ocular, temporal e frontal. Outras regiões envolvidas são as regiões occipital e do pescoço. Normalmente, a dor é latejante ou pulsátil e, ocasionalmente, premente. A intensidade da dor é moderada a grave, mas não é uniforme. A exacerbação da dor ocorre durante o ataque. É frequente o relato de dores periorbitais curtas e agudas interictais, descritas como dores em forma de tijolo de gelo.

A dor é agravada pela atividade física de rotina, como caminhar ou subir escadas. Mover a cabeça, tossir ou suster a respiração acentua as dores de cabeça. O desenvolvimento da dor de cabeça é insidioso, podendo demorar 0,5-2 horas. A enxaqueca é uma cefaleia periódica com uma duração de 4-72 horas, e as cefaleias mais prolongadas são consideradas *status migrainosus.* A frequência da dor de cabeça é inferior a uma por mês. A MWA tem uma frequência média de ataques mais elevada e é geralmente mais debilitante do que a AM.

Sinais associados-

Os sinais associados incluem náuseas, vómitos, fotofobia e fonofobia. Estes sinais são mais proeminentes e comuns nas cefaleias graves. A enxaqueca pode apresentar-se com sinais autonómicos ipsilaterais, mais frequentemente lacrimejamento.[1,20,21]

4. Postdrome-

Após o fim da cefaleia, o doente sente-se muito cansado, apático e, de um modo geral, esgotado. O doente pode também sentir-se irritável e com falta de capacidade de concentração. A fraqueza e as dores musculares são comuns. Podem ocorrer anorexia e desejos de comer. Alguns indivíduos podem sentir-se invulgarmente revigorados ou eufóricos após um ataque. [1,20,21]

Enxaqueca crónica (CM)-

Algumas pessoas que sofrem de enxaqueca podem ter uma doença clinicamente progressiva em que os episódios de enxaqueca aumentam de frequência ao longo do tempo. Uma parte das pessoas com enxaqueca descreve dores de cabeça diárias ou quase diárias. A MWA é mais suscetível de se acelerar com a utilização frequente de medicação sintomática. O risco aumenta significativamente nos caucasianos, com obesidade e elevada frequência de cefaleias de base.

A CM é definida como uma cefaleia que ocorre em mais de 15 dias por mês durante mais de 3 meses na ausência de uso excessivo de medicação. A dor é bilateral, mas até metade das vezes pode ser estritamente unilateral. Ocorre na região frontotemporal. Normalmente, é ligeira a moderada, com uma qualidade baça e premente. A cefaleia verdadeiramente contínua é observada em menos de metade dos doentes. Os despertares noturnos devidos à cefaleia foram referidos sobretudo pelas mulheres. A ansiedade e a depressão parecem ser muito comuns nos doentes com CM. A disfunção hipotalâmica também foi encontrada na enxaqueca crónica. [20,21]

Gatilhos da enxaqueca

Foram referidos vários factores como iniciadores de ataques

individuais em pessoas com enxaqueca, designados por factores desencadeantes ou precipitantes. Estes incluem:

* Ansiedade e stress

* Fadiga, dificuldades em dormir

* Alimentos e bebidas - chocolate, queijo, fruta e bebidas alcoólicas

* Variação dos níveis hormonais durante a puberdade, a menstruação, a menopausa ou as hormonas exógenas

* Alterações climáticas

* Cheiros, fumo e luz[20,21]

Fisiopatologia

O modelo vascular trigeminal de Mokowitz explica que a dor sentida na enxaqueca se deve à ativação do sistema trigeminal a partir dos nervos que rodeiam um vaso sanguíneo cefálico. Este sistema pode ser ativado através de modulação biomecânica (hormonas, constituintes dos mastócitos, álcool e drogas, conteúdo plaquetário, alimentos); modulação mecânica (estiramento); modulação iónica (depressão alastrante); modulação neural (fibras que contêm opiáceos, simpáticas e parassimpáticas); ou modulação central (cinzento periaquiductal, sentidos especiais como a luz e o som, estados fisiológicos alterados como o sono e o stress).

A serotonina e a neurotransmissão instável têm sido implicadas na hipótese da enxaqueca. A serotonina pode ter efeitos nos núcleos da rafe, nas plaquetas e noutros locais onde estão presentes receptores 5-HT. O efeito do DHE-45 (dihidroergotamina) e do sumatriptano, dois agonistas da serotonina, apoiam ainda mais o envolvimento do sistema serotoninérgico na enxaqueca.[19,22]

Tratamento

Atualmente, não existe cura para a enxaqueca, mas é possível obter um controlo adequado na maioria dos casos.

Tratamento não-farmacológico

O doente deve ser informado sobre a doença de forma exacta e abrangente e deve ser-lhe explicada a importância dos factores que contribuem para a doença, como o sono, a alimentação e outros hábitos de vida que podem precipitar os ataques. Os métodos não farmacológicos de controlo das enxaquecas são o treino de relaxamento, o biofeedback, a hipnose, a terapia cognitivo-comportamental e, por vezes, até a psicoterapia formal.[1,20]

Tratamento farmacológico

A base da terapêutica farmacológica é a utilização criteriosa de um ou mais medicamentos eficazes contra a enxaqueca. A seleção do regime de medicamentos mais adequado depende de vários factores, incluindo a resposta individual do doente, mas principalmente da frequência e da gravidade das crises. Os doentes com mais de quatro a seis enxaquecas por mês ou com um menor número de enxaquecas prolongadas são candidatos a terapêutica profiláctica. As enxaquecas menos frequentes podem ser tratadas apenas com terapêutica abortiva. Os doentes com cefaleias graves e refractárias podem necessitar de terapêutica de resgate para evitar idas frequentes às urgências.

A enxaqueca ligeira pode frequentemente ser tratada com sucesso com agentes orais, ao passo que os ataques fulminantes com náuseas associadas podem exigir medicamentos parentéricos. A maioria dos agentes abortivos para a enxaqueca pertence a uma de três classes: (1) agentes anti-inflamatórios, (2) agonistas 5-HT1 e (3) antagonistas da dopamina.

Os protocolos preventivos para a enxaqueca incluem um número substancial de medicamentos atualmente disponíveis que demonstraram estabilizar a enxaqueca. Agentes β-adrenérgicos (propranolol, atenolol, nadalol, matoprolol, timolol), anticonvulsivantes (divalproex sódico), antidepressivos tricíclicos (amitriptilina, doxepina, nortriptilina),

Os inibidores da monoamina oxidase, os fármacos serotoninérgicos (maleato de metisergida) e os antagonistas dos canais de cálcio (nifedipina, verapamil) têm sido utilizados com sucesso variável. Estes fármacos têm de ser tomados diariamente e, normalmente, têm um intervalo de 2 a 6 semanas antes de se observar um efeito. Uma vez que nenhum dos agentes atualmente utilizados para a prevenção da enxaqueca se destina especificamente a este fim e pode ter efeitos secundários, é normalmente necessário um período de tentativa e erro para chegar a um regime eficaz e tolerável. Os agentes preventivos acabam por ser eficazes em pelo menos 50 a 75% dos casos. Um objetivo razoável para a terapêutica preventiva é uma redução de pelo menos 50% na frequência e/ou gravidade das cefaleias. Uma vez atingida a estabilização efectiva, o medicamento deve ser continuado durante pelo menos 6 meses e depois reduzido para avaliar a necessidade contínua.

A base da terapia abortiva para a enxaqueca centra-se na utilização de derivados da ergotamina e dos medicamentos "triptanos", embora tanto a gravidade como a duração da enxaqueca possam ser reduzidas por agentes anti-inflamatórios, especialmente quando tomados no início de uma crise de enxaqueca. Especificamente, a combinação de acetaminofeno, aspirina e cafeína foi aprovada pela FDA para o tratamento da enxaqueca ligeira a moderada. A estimulação dos receptores 5-HT1 pode parar uma crise de enxaqueca. Os derivados da ergotamina são agonistas não selectivos dos receptores, enquanto os triptanos são agonistas selectivos dos receptores 5-HT1. Cada um dos triptanos tem propriedades farmacológicas semelhantes, mas a sua eficácia clínica varia. Disponíveis em formulações orais, nasais e parenterais, os triptanos não proporcionam, infelizmente, um alívio rápido, consistente e completo em todos os doentes com enxaqueca. [22,23]

Os antagonistas da dopamina podem ser utilizados como terapia adjuvante no tratamento da enxaqueca. A absorção gastrointestinal de fármacos pode ser prejudicada durante as crises devido à diminuição da motilidade, o que limita a eficácia dos anti-inflamatórios não esteróides (AINE) ou dos triptanos orais. Os antagonistas da dopamina podem diminuir as náuseas/vómitos e restaurar a motilidade gástrica. [1,4]

Cefaleias de tipo tensional:

Introdução

A cefaleia de tipo tensional é uma fonte muito comum de dor de cabeça. O início das cefaleias ocorre geralmente entre os 20 e os 40 anos de idade. O rácio entre homens e mulheres é de 4:5.

Tipos

A cefaleia de tensão divide-se em:

1. Episódico infrequente

2. Episódico frequente

3. Tipo crónico

A maioria das cefaleias de tensão são episódicas e têm uma duração média de 12 horas. A duração pode variar de 30 minutos a 72 horas. São classificadas como pouco frequentes se ocorrerem em menos de 1 dia por mês (menos de 12 por ano) e como frequentes se ocorrerem em mais de 1 dia por mês mas menos de 15 dias por mês durante pelo menos 3 meses. A cefaleia de tensão crónica evolui da cefaleia de tensão episódica e é diagnosticada quando as dores de cabeça ocorrem diariamente ou com mais frequência do que 15 dias por mês durante pelo menos 3 meses.

Caraterísticas clínicas-

A cefaleia é descrita como uma dor surda e não pulsátil. Muitas vezes, o doente utiliza os termos "aperto", "pressão" ou "dor" numa distribuição semelhante a uma faixa, como se o doente estivesse a usar um boné apertado. As cefaleias são de intensidade ligeira ou moderada, raramente se tornando debilitantes como na enxaqueca. A dor é sentida bilateralmente e a sua localização típica é nas regiões occipital, parietal, temporal e frontal.

As náuseas e os vómitos são raros na cefaleia de tensão episódica. No entanto, no caso do tipo crónico, a dor pode tornar-se moderada a grave, tendo sido registadas náuseas e vómitos. A fonofobia e a fotofobia podem estar associadas à cefaleia de tensão. Em alguns doentes, pode haver envolvimento dos músculos temporal e masseter e a mastigação pode ser afetada.[1,4,19,22]

Factores Precipitantes-

- Stress emocional, ansiedade, depressão e dor miofacial

- Distensões musculares

- Posição de trabalho não fisiológica

- Privação de sono

- Ressonar grave

- Alterações climáticas

- Menstruação

Fisiopatologia

A base fisiopatológica da TTH não é totalmente conhecida. Muitos investigadores acreditam que o TTH periódico é biologicamente indistinguível da enxaqueca, enquanto outros acreditam que o TTH e a enxaqueca são, de facto, duas entidades clínicas distintas. É geralmente aceite que a TTH é desencadeada por alterações psicofisiológicas relacionadas com o stress, a ansiedade e a depressão.

É provável que existam anomalias na contração dos músculos cervicais e mastigatórios, mas a natureza exacta de qualquer disfunção ainda não foi elucidada. A sensibilidade dos músculos pericranianos durante a cefaleia não é um achado universal na TTH, levando alguns investigadores a postular um mecanismo central que conduz à dor periférica em alguns doentes. Parece existir um fenómeno desinibitório central, provavelmente com alterações dos neurotransmissores subjacentes aos traços de personalidade, ao controlo defeituoso da dor e à sensibilidade à entrada miofacial e vascular.[4]

Tratamento

Tratamento não-farmacológico

O tratamento da cefaleia de tensão começa com a educação do doente. Os doentes têm de conhecer os factores que agravam a doença, bem como os que podem ajudar a aliviar os sintomas.

A terapia de alívio do stress pode ser uma terapia importante na gestão da cefaleia de tensão. Inclui relaxamento, treino de biofeedback e terapia cognitivo-comportamental. A fisioterapia, a massagem terapêutica, a acupunctura ou a manipulação quiroprática podem ser benéficas para a cefaleia de tensão. Nas terapias para a desordem temporomandibular, as talas oclusais, os ajustamentos oclusais e a fisioterapia podem ajudar a reduzir a gravidade e a frequência das cefaleias.[1,21]

<u>**Tabela 7: Tratamento farmacológico da cefaleia de tipo tensional**</u>

Medications Effective in Tension type Headache[4,24]
Nonsteroidal anti-inflammatory agents
Acetaminophen
Aspirin
Diclofenac
Ibuprofen
Etodolac
Naproxen sodium
Combination analgesics
Acetaminophen plus butalbital
Acetaminophen plus butalbital plus caffeine
Aspirin plus butalbital
Aspirin plus butalbital plus caffeine
Prophylactic medications
Amitryptiline
Doxepin
Nortriptyline

Cefaleia em salvas (CH):

Sinónimos-

- Nevralgia de enxaqueca

- Síndrome de Raeder

- Nevralgia esfenopalatina

- Nevralgia ciliar

- Cefalagia histamínica

- Dor de cabeça de Sluder

Introdução

A cefaleia em salvas é essencialmente o arquétipo da cefaleia autonómica trigeminal com dor intensa e grande ativação autonómica. A dor na CC é provavelmente a mais grave das cefaleias primárias. Afecta mais os homens do que as mulheres, numa proporção de 6:1. A idade média de ocorrência é de 30 anos, com um intervalo de ocorrência entre os 20 e os 50 anos.

Tipos

As cefaleias em salvas são de dois tipos:

1. Cefaleia em salvas episódica

2. Cefaleia crónica em salvas

A maioria dos doentes sofre de um tipo episódico caracterizado por períodos consideráveis sem dor entre as crises. A IHS define o tipo episódico como "pelo menos 2 períodos de crises com uma duração de 7-365 dias e separados por períodos sem dor de >=1 mês". Na CH crónica, os ataques repetidos ocorrem durante mais de um ano sem remissão ou com períodos de remissão que duram menos de um mês.

Caraterísticas cinematográficas

A HC é sempre unilateral e afecta geralmente o mesmo lado em cada episódio. O pico de intensidade da dor na HC é classicamente sentido na região periorbitária ou no olho. Foram registados subtipos inferiores e superiores de HC. A dor na HC inferior é ocular, temporal e suboccipital com irradiação para os dentes, maxilares e pescoço. Na HC superior, a dor é periorbital, mas irradia para a testa e para as regiões temporal e parietal.

A dor da CH começa rapidamente e atinge um ponto crescente em 2 a 15 minutos. É frequentemente grave e classificada como 8-10 numa escala EVA de 10 pontos. Quase todos os doentes descrevem a sua dor como latejante, nevrálgica ou uma combinação de ambas. Muitos doentes descrevem a dor como *um atiçador quente, uma sensação de picada no olho* ou *uma dor tipo picada de gelo.* Os ataques duram de 30 minutos a 2 horas. A periodicidade é uma caraterística, o que significa que a dor ocorre à mesma hora do dia. A frequência da cefaleia nocturna é elevada e a dor desperta o doente por volta do início do sono de movimento rápido dos olhos (REM).

A caraterística clínica única da HC e de outras cefaleias autonómicas do trigémeo são os sintomas autonómicos. Todos os sintomas autonómicos são transitórios, durando normalmente apenas o período do ataque. Os sintomas incluem lacrimejo, injeção conjuntival, congestão nasal ou rinorreia. A sudação da testa, a ruborização facial e o edema são raros.[1,4,7,19,20,21]

Factores Precipitantes-

• Álcool

• Stress emocional

• Exposição ao calor ou aos torrões

• Brilho

• Ataques de febre dos fenos

• Ingestão de alimentos específicos, por exemplo, ovos, produtos lácteos, chocolate

Fisiopatologia

A etiologia da cefaleia em salvas, embora não seja totalmente compreendida, é classificada como uma perturbação vascular das cefaleias com caraterísticas tanto de enxaqueca como de nevralgias. Embora não tenham sido demonstradas alterações consistentes do fluxo sanguíneo cerebral nos ataques de cluster, a evidência mais forte de um mecanismo central inclui a periodicidade dos ataques e a associação com sintomas autonómicos. Embora a disfunção do sistema trigeminovascular pareça ser central para a fisiopatologia da cefaleia em salvas, o hipotálamo é provavelmente o local de ativação nesta doença, o que explicaria os sintomas da cefaleia em salvas. A dessaturação de oxigénio pode levar a uma neurotransmissão serotoninérgica anormal combinada com quimiorreceptores hipersensíveis no corpo carotídeo e inflamação neurogénica com elevações de C GRP, substância P e outros neuropeptídeos durante os ataques.[4]

Tratamento

Educação dos doentes e prevenção dos factores de desencadeamento

Os doentes que sofrem de cefaleias em salvas precisam de compreender as informações básicas relativas à condição da dor. Precisam de saber que, apesar de a dor ser muito intensa, se trata de uma doença benigna e não agressiva. Um dos aspectos mais importantes da educação do doente é fazer com que este identifique qualquer fator desencadeante que precipite os ataques. Uma vez que a cefaleia em salvas está relacionada com o relógio biológico, as alterações do sono podem afetar os ataques. O doente deve ser encorajado a manter uma boa higiene do sono e a evitar sestas à tarde.

Métodos não-farmacológicos

A compressão da artéria temporal superficial pode proporcionar alívio. A compressão da carótida também pode reduzir a dor. O esforço físico vigoroso ao primeiro sinal de ataque pode ser eficaz para melhorar ou mesmo abortar um ataque. Também pode ser colocado gelo sobre a zona dolorosa. Dado que as crises surgem muito rapidamente, a dor é muito intensa antes de se poder iniciar qualquer tratamento. A oxigenoterapia hiper ou normobárica também é útil para tratar a dor da cefaleia em salvas.[26]

Métodos Farmacológicos-

O tratamento farmacológico da cefaleia em salvas pode ser dividido em dois tipos: medicamentos que são utilizados para abortar a cefaleia e medicamentos que são utilizados para prevenir a cefaleia.

O oxigénio a 100% é utilizado como inalante. O doente deve respirar oxigénio puro através de uma máscara bem ajustada a um caudal de 8 a 10 L/min durante 10 a 15 minutos. O sumatriptano subcutâneo 6 mg e o spray nasal de sumatriptano 20 mg são agentes eficazes para o alívio sintomático. Outros inalantes que podem ser eficazes no alívio da cefaleia em salvas são o aerossol de ergotamina 0,36 a 1,08 mg e a administração intranasal de 1 ml de lidocaína tópica a 4%. A di-hidroergotamina pode ser administrada por via intravenosa para abortar a cefaleia. O zolamitriptano intranasal 5-10 mg também é utilizado como tratamento abortivo da cefaleia em salvas.

Na terapia preventiva, podem ser utilizados ergotamina 2 mg, di-hidroergotamina, verapamil 200-900 mg/dia, carbonato de lítio 600-900 mg/dia, indometacina 25-50 mg/dia ou prednisolona.[1,25]

Hemicrania paroxística (HP):

Introdução-

A hemicrania paroxística é uma doença rara. A idade média de ocorrência é normalmente de 34 a 41 anos. Considera-se que a forma episódica tem uma idade de início mais precoce (idade média de 27 anos) do que a forma crónica (idade média de 37 anos). Apenas 20% das PHs se comportam de forma episódica e muitas delas acabam por evoluir para uma forma crónica. Existe uma predominância feminina com um rácio de 5:1 entre mulheres e homens.

Caraterísticas clínicas-

A PH apresenta-se como uma dor orbital ou periorbital unilateral e grave, envolvendo também as zonas temporal, periauricular, maxilar e, raramente, occipital. É muito frequente o encaminhamento da dor para o ombro, pescoço e braço. O início da dor é rápido e, na maioria dos casos, atinge o seu pico em menos de 5 minutos. A dor dura normalmente 13 a 29 minutos. A dor é descrita como aguda e excruciante e também como latejante, lancinante ou maçadora. A frequência da dor é elevada, normalmente 8 a 30 ataques por cada 24 horas. Foi descrito um padrão sazonal de ataques. Ocorrem ataques noturnos relacionados com a fase REM que acordam o doente do sono.

A dor é acompanhada por sinais autonómicos ipsilaterais. Inclui injeção conjuntival ou lacrimejamento, congestão nasal ou rinorreia, edema das pálpebras, sudação da testa ou da face, miose e ptose.

As hemicranias paroxísticas secundárias estão associadas a malignidade, doença do SNC, tumores benignos, carcinoma epidermoide da glândula parótida com metástases cerebrais e outras doenças sistémicas, incluindo doença do tecido conjuntivo e trombocitopenia. Assim, todos os PHs requerem imagiologia.[1,4,7,19,20,21]

Factores Precipitantes-

As crises de PH podem ser estimuladas mecanicamente, relacionadas com a flexão ou rotação da cabeça.

Tratamento-

A resposta da PH à indometacina é absoluta. A maioria dos casos responde em 24 horas, mas recomenda-se como terapêutica experimental 3 dias com 75 mg seguidos, se necessário, de 150 mg durante mais 3 dias. O prognóstico da PH é bom, tendo sido registada remissão a longo prazo. A PH resistente à indometacina pode responder ao topiramato, aos bloqueadores dos canais de cálcio, ao naproxano e à carbamazepina. A acetazolamida reduz a pressão intraocular e é parcialmente eficaz na PH. A injeção do nervo occipital maior com lidocaína e metilprednisolona é útil em alguns doentes com PH. Alguns doentes com PH têm sido tratados com dispositivos de neuromodulação off-label.[1,4,7,19,20,21,27]

SUNCT:

Introdução

A cefaleia neuralgiforme unilateral de curta duração com lacrimejo e lacrimejamento conjuntival (síndrome SUNCT) é uma das mais raras perturbações primárias das cefaleias. A idade de início varia entre os 23 e os 77 anos de idade (média de 51). Há uma predominância do sexo masculino, com um rácio de 2,25:1 entre homens e mulheres.

Caraterísticas clínicas

A dor é unilateral, ocular ou periocular e pode envolver a maioria das áreas da cabeça. É raro que a dor se espalhe pela linha média ou mude de lado. A intensidade da dor é moderada a grave, frequentemente descrita como lancinante ou pulsátil e, por vezes, eléctrica ou em queimadura. A dor dura normalmente 15 a 120 segundos (média de 1 minuto). São registados ataques mais prolongados de até 10 minutos e mesmo de 2 a 3 horas. *O estado SUNCT* é uma situação rara em que existe dor durante a maior parte do dia, durante 1 a 3 dias. Ocorre dor de fundo de baixo grau. A frequência é de 3 a 200 (média de 28) ataques diários. Foi observada uma distribuição bimodal de ataques que ocorrem de manhã e ao fim da tarde. Menos de 2% dos ataques ocorrem durante a noite.

São descritos três padrões de ataques: 1. Ataques individuais clássicos 2. Grupos de várias facadas/ataques 3. Padrão em *dente de serra* com numerosas facadas/ataques que duram minutos. A dor é acompanhada de injeção conjuntival ipsilateral, lacrimejo, congestão nasal e rinorreia.[1,7,19,20,21]

Factores precipitantes

O toque ligeiro na face em áreas inervadas por V1 a V3 pode precipitar ataques agudos. Os precipitantes incluem tocar no cabelo, na testa, na face, no nariz e nos lábios do lado sintomático. Lavar-se, barbear-se, comer, mastigar, escovar os dentes, falar e tossir também foram descritos como factores que desencadeiam a cefaleia. Foi também demonstrado que os factores extratrigeminais, incluindo os movimentos do pescoço, precipitam os ataques. [1,7,19,20,21]

Tratamento

A lamotrigina 100-300 mg/dia é um medicamento de eleição. A SUNCT pode responder a esteróides. Os fármacos anticonvulsivos, a carbamazepina, o topiramato e a gabapentina podem produzir alguma melhoria. [1,7,19,20,21,27]

Outras cefaleias primárias[1,18] :

• **A Cefaleia da Tosse Primária** é precipitada pela tosse ou esforço na ausência de qualquer perturbação intracraniana.

• **A cefaleia primária do exercício** é precipitada por qualquer forma de exercício. Também são reconhecidas subformas como a cefaleia do halterofilista.

• **A Cefaleia Primária Associada à Atividade Sexual** é precipitada pela atividade sexual, começando geralmente como uma dor bilateral, sem brilho, à medida que a excitação sexual aumenta e tornando-se subitamente intensa no orgasmo, na ausência de qualquer perturbação intracraniana.

• **A Cefaleia em Trovão Primária** caracteriza-se por uma dor muito intensa de início abrupto que imita a de um aneurisma cerebral roto.

• **A cefaleia de estímulo frio** é a cefaleia provocada por um estímulo frio aplicado externamente na cabeça ou ingerido ou inalado.

• **A cefaleia de pressão externa** é a cefaleia resultante da compressão ou tração sustentada dos tecidos moles pericranianos.

• **A cefaleia em pontada primária** é caracterizada por pontadas de dor transitórias e localizadas na cabeça que ocorrem espontaneamente na ausência de doença orgânica das estruturas subjacentes ou dos nervos cranianos.

• **A cefaleia numular** é uma dor de duração muito variável, mas frequentemente crónica, numa pequena área circunscrita do couro cabeludo, na ausência de qualquer lesão estrutural subjacente.

• **A cefaleia hípnica** é caracterizada por ataques de cefaleia surda que acordam sempre o doente do sono.

• **A cefaleia persistente do novo dia (NDPH)** é caracterizada por uma dor diária e ininterrupta de início muito recente (no máximo 3 dias). A dor é tipicamente bilateral, de pressão ou aperto e de intensidade ligeira a moderada. Pode haver fotofobia, fonofobia ou náuseas ligeiras.

CAPÍTULO 6C

PERTURBAÇÕES DA DOR NEUROPÁTICA

A dor iniciada por uma lesão primária ou disfunção do sistema nervoso é definida como dor neuropática. A dor neuropática é classificada em:

1. Dor neuropática episódica

a. Dor neurovascular

b. Dor nevrálgica

2. Dor neuropática contínua

a. Dor neuropática mediada perifericamente

b. Dor neuropática mediada centralmente

c. Polineuropatias metabólicas [1]

Neuralgias cranianas:

As nevralgias clássicas que afectam a região craniofacial constituem um grupo único de perturbações neurológicas que envolvem os nervos cranianos e são caracterizadas por (a) breves episódios de dor aguda, frequentemente do tipo choque elétrico, ao longo do trajeto do ramo nervoso afetado; (b) zonas de desencadeamento na pele ou na mucosa que precipitam ataques dolorosos quando tocadas; e (c) períodos sem dor entre ataques e períodos refractários imediatamente após um ataque, durante os quais não é possível desencadear um novo episódio.[28]

Fisiopatologia das Nevralgias Cranianas-

Kerr e Miller demonstraram que ocorrem alterações patológicas significativas na bainha de mielina das fibras no gânglio, na raiz dorsal ou em ambos. Estas alterações consistem na desintegração da bainha de mielina i. e. desmielinização. A desmielinização ocorre como resultado de uma anomalia estrutural, da compressão do nervo ou de um processo degenerativo progressivo.

A desmielinização da raiz nervosa pode provocar o disparo ectópico de um grupo focal de neurónios ganglionares. Isto faz com que o mesmo grupo de neurónios se torne hiperexitável. Quando esta atividade é complementada por uma atividade evocada por um estímulo periférico, a atividade do foco agregado produz uma reação em cadeia de propagação da atividade das células vizinhas passivas num gânglio. Depois de um breve período de disparo autónomo, a atividade é extinta e é iniciado um período refratário por um processo de supressão intrínseco, desencadeado como resultado do disparo rápido.[1]

Nevralgia do trigémeo (NT):

Sinónimos- Tique doulourex, doença de Fothergill

Introdução-

A nevralgia do trigémeo é definida como uma dor súbita, paroxística, geralmente unilateral, grave, breve, lancinante, lancinante e recorrente na distribuição de um ou mais ramos do 5th nervo craniano. É a mais comum das nevralgias cranianas. A NT ocorre predominantemente durante a meia-idade e a velhice, principalmente após os 50 anos de idade. Ocorre mais frequentemente em mulheres.[1,4,20,28]

Tipos[1,28,29]

TN clássica (TN idiopática ou primária)

Quando a TN não está associada a uma doença neurológica subjacente.

TN sintomática (TN secundária)

Quando não é possível detetar qualquer perturbação neurológica.

TN atípica:

Caracteriza-se por ataques de dor TN mais prolongados ou por uma dor de fundo constante.

Neuralgia pré-trigeminal

Uma forma precoce de NT é designada por nevralgia pré-trigeminal. Caracteriza-se por uma dor contínua e surda num dos maxilares que dura de dias a anos. À medida que o processo se prolonga, a nevralgia pré-trigeminal torna-se mais típica, com flashes de dor caraterísticos.

Etiologia-

A causa da NT clássica permanece controversa, mas cerca de 10% dos casos são sintomáticos e têm patologia subjacente detetável, como um tumor do ângulo ponto-cerebeloso, uma placa desmielinizante de esclerose múltipla ou uma malformação vascular. O tumor mais frequente é um meningioma da fossa craniana posterior.

A teoria mais amplamente aceite é a de que a maioria dos casos de NT clássica é causada por um vaso sanguíneo aterosclerótico (normalmente a artéria cerebelar superior) que pressiona e sulca a raiz do nervo trigémeo. Esta pressão resulta na desmielinização focal e na hiperexcitabilidade das fibras nervosas, que disparam em resposta a um leve toque, resultando em breves episódios de dor intensa.[28]

Caraterísticas clínicas-

A NT é uma síndrome de dor facial unilateral. A dor raramente atravessa a linha média. O lado direito da face é mais frequentemente afetado do que o lado esquerdo. A localização da dor é geralmente descrita de acordo com os principais ramos do nervo trigémeo, sendo os ramos maxilar e mandibular os mais frequentemente envolvidos e o envolvimento do ramo oftálmico é raro. A dor na NT é geralmente descrita como paroxística, aguda, cortante, penetrante, lancinante ou de natureza eléctrica. Os ataques individuais são caracterizados por um início e um pico rápidos, com uma duração total de 10 segundos a 2 minutos. Segue-se um período refratário. É caraterístico desta doença o facto de os ataques não ocorrerem durante o sono. A acompanhar a dor da NT está uma contração clássica da musculatura facial, daí os termos *tique douloureux, tique convulsivo.*

Na NT, observa-se a presença de zonas de ativação intra-orais e extra-orais provocadas por estímulos óbvios. Pode ser provocada pelo toque no rosto num determinado local ou pela mastigação, fala, sorriso, escovagem, barbear ou mesmo lavagem do rosto. A localização das zonas de ativação:

In V_3 - Lábio inferior, dentes ou gengivas do maxilar inferior, língua

In V_2 - Lábio superior, ala nasi, bochecha, gengivas superiores

Em V1 - Crista supraorbital

Durante um ataque, o doente faz uma careta de dor, aperta as mãos sobre o lado afetado do rosto. Os doentes do sexo masculino evitam barbear-se. A higiene oral é deficiente, uma vez que o doente evita escovar os dentes. Muitos doentes têm uma má qualidade de vida, devido às dores excruciantes. É muito comum que estes doentes se submetam a extracções dentárias indiscriminadas no lado afetado sem alívio da dor.[1,4,20,28,29]

Diagnóstico-

O diagnóstico de NT baseia-se geralmente na história de dor em pontada ao longo de um ramo do nervo trigémeo, precipitada pelo toque numa zona de gatilho, e possivelmente num exame que demonstra a dor em pontada. Um exame de rotina dos nervos cranianos será normal em doentes com NT idiopática, mas podem ser evidentes alterações sensoriais e/ou motoras em doentes com tumores subjacentes ou outra patologia do SNC. Um exame isolado é muitas vezes insuficiente para distinguir a NT sintomática da clássica e o teste eletrofisiológico dos reflexos trigeminais é muito mais preciso. Os bloqueios anestésicos locais, que eliminam temporariamente a zona de ativação, também podem ser úteis para o diagnóstico. A ressonância magnética do cérebro é indicada para excluir tumores, esclerose múltipla e malformações vasculares. A angiografia por ressonância magnética também pode ser necessária para detetar anomalias vasculares difíceis de visualizar.[28,30]

Critérios do IHS para o diagnóstico de TN-

A. Pelo menos três crises de dor facial unilateral que preencham os critérios B e C

B. Ocorrendo numa ou mais divisões do nervo trigémeo, sem radiação para além da distribuição do trigémeo

C. A dor apresenta pelo menos três das quatro caraterísticas seguintes:

1. Ataques paroxísticos recorrentes que duram de uma fração de segundo a 2 minutos

2. Intensidade severa

3. choque elétrico, com qualidade de tiro, punhalada ou agudo

4. Precipitada por estímulos inócuos no lado afetado da face

D. Sem défice neurológico clinicamente evidente

E. Não é melhor explicado por outro diagnóstico ICHD-3.[18]

Gestão

Tabela 8: Tratamento farmacológico da nevralgia do trigémeo[20,31,33]

Medicamentos	Dose inicial (mg)	Dose-alvo (mg)	Aumento da dose (Titulação)	Horário
Carbamazepina	100-200	1200	100-200 mg/2 d	X3-4/d
Oxcarbazepina	300	12002400	300-500 mg/semana	X2/d
Baclofeno	5-15	30-60	5 mg/3 d	X3/d
Clonazepam	0.25-0.5	1-4	0,25 mg/semana	Hora de dormir
Gabapentina	300	900-2400	300 mg/1-2 d	X3/d
Pregabalina	150	300-600	50 mg/2-3 d	X2-3/d
Lamotrigina	25	400-600	25-50 mg/semana	X1-2/d
Topiramato	25	100	25 mg/semana	X2/d

Tratamento cirúrgico

Foram descritos vários procedimentos cirúrgicos que resultam na remissão temporária ou permanente dos ataques dolorosos. Estes incluem procedimentos efectuados na porção periférica do nervo, onde este sai da mandíbula; no gânglio gasseriano; e no tronco cerebral, na fossa craniana posterior.

A cirurgia periférica inclui a criocirurgia no ramo do nervo trigémeo que desencadeia os ataques dolorosos. Este procedimento é mais frequentemente efectuado no nervo mental para os casos que envolvem a terceira divisão e no nervo infra-orbital para os casos que envolvem a segunda divisão. Outros procedimentos incluem a neurectomia periférica e injecções periféricas.

Nas injecções periféricas, são administradas injecções de anestésico local e injecções de álcool. Os agentes anestésicos locais de ação prolongada sem adrenalina, como a bupivacaína com ou sem corticosteróides, podem ser injectados no local mais proximal possível do nervo. Os bloqueios nervosos selectivos podem ser administrados como medida de emergência.

Nas injecções de álcool, os ramos periféricos do nervo trigémeo podem ser bloqueados pela injeção intra-oral de álcool absoluto a 95% em pequenas quantidades (0,5 a 2 ml). Isto produz anestesia da região, fornecida pelo ramo. Os efeitos adversos incluem toxicidade tecidular local, inflamação e fibrose. Pode também causar uma complicação de neurite por queimadura.

O procedimento mais comummente realizado ao nível do gânglio gasseriano é a termocoagulação percutânea por radiofrequência, embora alguns clínicos continuem a defender o bloqueio de glicerol no gânglio ou a compressão do gânglio por microcompressão com balão. Uma complicação cirúrgica pouco frequente, mas grave, é a anestesia dolorosa, que consiste em dormência combinada com dor intensa e intratável.

O procedimento cirúrgico mais utilizado é a descompressão microvascular da raiz nervosa no tronco cerebral. As complicações são raras, mas incluem acidente vascular cerebral, dormência facial e fraqueza facial. A radiocirurgia estereotáxica com bisturi gama é uma nova técnica minimamente invasiva para o tratamento da NT. Esta técnica é particularmente útil para doentes idosos com um risco cirúrgico elevado.[4,7,20,28,29,32]

Neuralgia do Glossofaríngeo (GN):

A nevralgia do glossofaríngeo, ou nevralgia do nono nervo craniano, é uma doença rara que está associada a uma dor paroxística semelhante à dor da NT. A GN afecta a garganta ou a área periauricular correspondente à distribuição dos ramos auricular e faríngeo dos nervos vago e glossofaríngeo. Este facto explica o termo alternativo utilizado: nevralgia vagoglossofaríngea. Por vezes, a dor é sentida profundamente apenas no ouvido e, quando isso acontece, é normalmente designada por nevralgia do plexo timpânico.[1,4,7,20,29]

Tipos -[1,20]

GN clássico

Quando a GN não está associada a uma doença neurológica subjacente.

GN sintomática

Quando não é possível detetar qualquer perturbação neurológica.

GN atípica

Caracteriza-se por um ardor proeminente e dor duradoura.

Etiologia-

As causas mais comuns de GN são os tumores intracranianos ou extracranianos e as anomalias vasculares que comprimem o nervo glossofaríngeo.[4]

Caraterísticas clínicas-

Com base na localização primária e em padrões de referência específicos, foram descritas duas variantes anatómicas para a GN: uma forma faríngea e uma forma timpânica. A dor na GN faríngea localiza-se normalmente na faringe, amígdalas, palato mole ou base posterior da língua. A GN timpânica é caracterizada por dor que permanece confinada ou predomina acentuadamente no ouvido. A dor é geralmente descrita como aguda, lancinante ou lancinante. A intensidade varia de ligeira a excruciante. A dor dura normalmente de 8 a 50 segundos.

As áreas de gatilho da GN estão localizadas na região das amígdalas e na faringe posterior e são activadas ao engolir, mastigar, falar, tossir e/ou bocejar. Espirrar, limpar a garganta, tocar na gengiva ou na mucosa oral, assoar o nariz e esfregar a orelha ou a zona circundante desencadeiam frequentemente a dor. Os doentes que sofrem de GN abstêm-se frequentemente de qualquer alimento ou bebida, o que compromete rapidamente a sua saúde. [1,4,7,20,28,29]

A GN pode ocorrer com a TN e, quando isso acontece, é essencial procurar uma lesão central comum. A dor na GN pode ser facilmente confundida com a da neuralgia geniculada, devido aos sintomas comuns do ouvido, ou com a das DTMs, devido à dor após o movimento da mandíbula. A GN pode estar associada ao reflexo vasovagal, que pode causar síncope, assistolia, bradicardia, hipotensão e paragem cardíaca.[4]

Diagnóstico-

A avaliação de um doente com GN deve incluir RMN com contraste para excluir GN sintomática.[7]

Tratamento

O tratamento eficaz da GN pode frequentemente ser efectuado com os mesmos medicamentos utilizados no tratamento da NT, como a carbamazepina, a oxcarbazepina, o baclofeno, a fenitoína ou a lamotrigina, isoladamente ou em combinação. Os procedimentos cirúrgicos incluem descompressão microvascular e radiocirurgia com bisturi gama.[7,34]

Neuralgia do nervo intermédio: Introdução-

O componente sensorial do nervo facial que inerva o meato auditivo externo, partes do pavilhão auricular e uma pequena zona de pele por baixo e por trás do lóbulo da orelha chama-se nervus intermedius. Quando uma nevralgia paroxística afecta este nervo, é designada por nevralgia do nervo intermédio. Esta doença é também designada por nevralgia do nervo geniculado ou do sétimo nervo.

Etiologia

A compressão do gânglio geniculado pode levar à nevralgia do nervo intermédio. O ramo sensitivo do nervo facial está próximo do bordo lateral da ponte e pode ser comprimido pela artéria cerebelar inferior anterior.

Caraterísticas clínicas-

A dor é sentida na membrana timpânica, nas paredes do canal auditivo, no meato auditivo externo e nas estruturas externas do ouvido. Ocasionalmente, a dor pode ser sentida no palato, na língua e mesmo profundamente na musculatura facial. A dor não é tão aguda ou intensa como na TN e, frequentemente, existe um certo grau de paralisia facial.

A dor é sempre unilateral. O fator desencadeante pode ser a deglutição, a fala ou a estimulação do canal auditivo. A dor pode estar associada a lacrimejo, salivação, sabor amargo, zumbido ou vertigem no lado unilateral. Não é rara a associação com herpes zoster e nevralgia do nervo intermédio.

Tratamento

Os doentes com nevralgia geniculada podem ser tratados com anticolvusivos como a oxcarbazepina, a carbamazepina e a gabapentina. Os doentes que não respondem a estes medicamentos podem ser submetidos a cirurgia para excisão do nervo intermédio e do gânglio geniculado ou descompressão microvacular.[1,4,20,29]

Neuralgia da laringe superior:

O nervo laríngeo superior é um ramo do vago e inerva o músculo cricotireóideo da laringe, que estica, tensiona e aduz a corda vocal. A paralisia deste nervo provoca cavalgamento e voz cansada, com alteração do timbre.

A nevralgia laríngea superior parece ocorrer quando o ramo interno do nervo laríngeo superior é comprimido pela cartilagem tiroide e/ou pela artéria e veia que acompanham o nervo através do forame na cartilagem.

As caraterísticas clínicas da nevralgia da laringe superior são uma dor submandibular periódica, unilateral, que irradia através do ouvido, do olho ou do ombro. A dor é paroxística, com duração momentânea, e pode ser provocada pela deglutição, esforço da voz, virar a cabeça, tosse, espirros, bocejos ou assoar o nariz. O gatilho localiza-se imediatamente acima e lateralmente à cartilagem tiroide.

Os medicamentos tradicionalmente utilizados para a nevralgia do trigémeo podem ser eficazes. Os bloqueios nervosos repetidos com doses elevadas (5% a 10%) de lidocaína têm efeitos duradouros.[1,7]

Nevralgia occipital:

A nevralgia occipital apresenta-se como uma dor lancinante paroxística na distribuição dos nervos occipitais maiores ou menores. Pode ser causada por traumatismo, dor miofascial dos músculos do pescoço, neoplasias, infecções e aneurismas. A palpação abaixo da linha nucal superior pode revelar um ponto extremamente sensível. O tratamento tem incluído bloqueio do nervo occipital, corticosteróides, neurólise, gangionectomia da raiz dorsal de C2 e estimulação de nervos periféricos.[4]

<u>Dores neuropáticas contínuas</u>

Dores neuropáticas mediadas perifericamente:

Dor neuritica:

A dor nevrálgica, por vezes designada por nevralgia nevrálgica, resulta de uma alteração das fibras aferentes num tronco nervoso. É sentida como uma dor heterotópica projectada na distribuição periférica do nervo afetado. Presume-se que o processo seja inflamatório, resultante de causas traumáticas, bacterianas, virais ou tóxicas, alterando as fibras que medeiam a dor em picada e em queimadura. Isto dá à dor uma qualidade caraterística de queimadura, juntamente com as outras caraterísticas da dor neuropática, como uma dor brilhante, estimulante e precisamente localizável, que se relaciona exatamente com a visão da inflamação. A dor persiste independentemente da estimulação adicional, aumentando apenas quando estimulada.

Os sintomas clínicos da neurite estão relacionados com as fibras afectadas e com o seu grau. A neurite também pode apresentar outros efeitos sensoriais, como hiperestesia, hipoestesia, parestesia, disestesia e anestesia. Se as fibras eferentes motoras estiverem afectadas, tornam-se evidentes sinais musculares, como tiques musculares, fraqueza ou paralisia. Se as fibras autonómicas estiverem presentes, tornam-se clinicamente evidentes vários efeitos autonómicos.

As dores neuríticas da boca e da face podem ser classificadas como neurite periférica e herpes zoster.

Neurite periférica:

A neurite periférica é uma doença dolorosa que afecta todo o tronco nervoso periférico. Podem estar presentes sintomas sensoriais, motores e autonómicos. A dor nevrálgica periférica tem uma qualidade persistente, incessante e ardente que é bastante caraterística da dor nevrálgica.

A neurite periférica do trigémeo envolve mais frequentemente ramos dos nervos alveolares. Na divisão mandibular, pode ser acompanhada de fraqueza ou paralisia dos músculos mastigatórios. Podem também ocorrer alguns efeitos nas glândulas salivares e no paladar. A dor de dentes e outras dores sentidas nos dentes e à volta deles, nas estruturas periodontais e nos tecidos mucogengivais orais podem ser o resultado de uma neurite. Uma dor de dentes de causa neurítica seria expressa como um desconforto que difere consideravelmente da dor de dentes odontogénica típica. A neurite causa quase invariavelmente sintomas sensoriais na distribuição periférica do nervo afetado.

A neurite do nervo facial, também designada por paralisia de Bell, resulta da inflamação do nervo facial. A localização é normalmente no canal facial. Os efeitos predominantes são a fraqueza ou a paralisia dos músculos faciais. Podem também ser reconhecidos outros efeitos sensoriais, efeitos autonómicos e alterações do paladar. A etiologia inclui a infeção pelo vírus herpes simplex no gânglio geniculado e a doença de Lyme. Os efeitos de compressão resultantes de edema angioneurótico no interior do canal facial também podem causar paralisia facial.

A neurite do glossofaríngeo é caracterizada por dor neurítica na garganta e nas áreas pós-mandibular e auricular. A dor pode ser agravada pelo movimento da garganta e da mandíbula, pelo que pode ser confundida com dor mastigatória. O envolvimento traumático do processo estiloide proeminente pode causar neurite do glossofaríngeo.

A síndrome de Tools-Hunt é uma doença rara e relativamente mal compreendida que se pensa ter origem numa inflamação do terceiro, quarto ou sexto nervo craniano. Pode apresentar-se originalmente como dor intermitente na região da órbita. Frequentemente, conduz à paralisia de um ou mais dos terceiro, quarto ou sexto nervos cranianos, levando à incapacidade de mover o olho.

Fisiopatologia

A causa presumida da neurite periférica é um processo inflamatório ao longo do trajeto do tronco nervoso secundário a causas traumáticas, virais ou tóxicas. O processo inflamatório altera as fibras que medeiam a dor em picada e em queimadura e eleva o limiar para a dor em picada, mas baixa-o para a dor em queimadura.

A neurite do plexo dentário superior ocorre mais frequentemente como resultado de uma inflamação contígua no seio maxilar. Os nervos dentários encontram-se imediatamente abaixo da mucosa de revestimento ou estão separados por estruturas ósseas muito finas, pelo que são vulneráveis ao envolvimento por extensão direta. Quando a doença antral causa inflamação do plexo nervoso dentário, pode ocorrer uma dor de dentes nevrálgica em qualquer dente maxilar desse lado.

A dor de dentes nevrálgica resultante da inflamação do nervo dentário inferior ocorre mais frequentemente devido a uma inflamação contígua no canal mandibular, geralmente devido a traumatismo ou infeção. A causa mais comum é a cirurgia envolvendo terceiros molares inferiores profundamente inseridos. A propagação da sépsis dentária para o canal mandibular também pode causar esta condição.

Factores precipitantes

A neurite surge associada a um traumatismo ou inflamação local. Uma vez presente, a dor é constante, ardente e localizada na distribuição do nervo afetado. Uma vez que a dor é constante, não existem factores precipitantes.

Diagnóstico

O bloqueio analgésico periférico ao local da neuropatia pode reduzir o desconforto ao interromper a entrada de impulsos nocivos recebidos pelos impulsos sensoriais, mas não pára a dor em queimadura contínua que caracteriza a neurite. O bloqueio analgésico central ao local da neuropatia interrompe a dor neurítica.

Gestão-

O tratamento começa com a compreensão da etiologia da inflamação. Quando se suspeita de uma causa bacteriana, são indicados antibióticos. Quando se suspeita de infeção viral, os medicamentos antivirais podem ser úteis. Quando não existe uma infeção óbvia, deve ser considerada a administração de esteróides.[1]

Herpes Zoster (HZ):

O herpes zoster agudo ou zona é uma neurite aguda de origem viral. Trata-se de uma reativação de uma infeção latente pelo vírus da varicela e pode ocorrer décadas após a infeção primária. O HZ é a doença do gânglio da raiz dorsal. Os nervos trigémeo e cervical são afectados em 8 a 28% e 13 a 23% dos casos, respetivamente. O ramo oftálmico é afetado em 80% dos casos do trigémeo, sobretudo em homens idosos.

Caraterísticas clínicas-

A HZ é caracterizada por dor intensa na distribuição exacta do nervo envolvido. A infeção viral provoca a produção de pequenas vesículas na distribuição periférica do nervo afetado. Estas vesículas surgem normalmente 4 a 5 dias após o início da dor e, tipicamente, rebentam para produzir lesões superficiais. A localização mais comum é a região torácica, seguida da região lombar. Na região da cabeça e do pescoço, as áreas mais típicas de envolvimento são a distribuição do nervo oftálmico e a junção occipitocervical. A maioria dos ataques é unilateral.

No caso de envolvimento do nervo trigémeo, a HZ oftálmica pode causar queratite, que ameaça a visão. A vesícula e a dor são dermatomatosas e aparecem intra-oralmente quando os ramos maxilar e mandibular são afectados. As lesões intra-orais podem ser as únicas erupções, imitando a estomatite aftosa ou o herpes simples.

A síndrome de Ramsay Hunt é o herpes zoster do nervo intermédio. Provoca dor nevrálgica e lesões herpéticas superficiais no ouvido externo, no canal auditivo e na zona da mastoide e, por vezes, na membrana timpânica. Intraoralmente, a dor heterotópica e as lesões herpéticas afectam as fauces, o palato mole e a parte anterior da língua.

O herpes geniculado envolve a infeção viral do nervo facial e do gânglio geniculado. A dor é frequentemente sentida a nível do ouvido e é referida como retro-orbitária, nasal posterior, malar e palatal. Também pode ocorrer perda do paladar. Podem aparecer vesículas na face e no canal auditivo externo.

Fisiopatologia

A infeção viral induz a degeneração das células epiteliais caracterizada por balonismo, seguido de invasão de células gigantes. Raramente, podem ser observadas necrose e hemorragia. As vesículas tornam-se posteriormente turvas com o aparecimento de PMNs, fibrina e células degeneradas; posteriormente, estas rompem-se e libertam o conteúdo infecioso.

Após a infeção por HZ, os gânglios da raiz dorsal demonstram degeneração, satelitose e infiltração linfocítica da raiz nervosa. O ADN viral encontra-se na maioria das células ganglionares do tórax e do trigémeo. A disseminação na medula espinal envolve segmentos adjacentes e é responsável pela distribuição das alterações sensoriais e da hiperalgesia observadas. Em casos graves, o corno ventral da coluna vertebral pode ser afetado, resultando em paralisia.

Factores Precipitantes-

Não existem outros factores precipitantes para além da própria infeção viral. Quando a dor está presente, qualquer estímulo sensorial, como um leve toque, exacerba a dor. Mesmo a roupa que toca nas zonas afectadas não é tolerada.

Diagnóstico

O herpes zoster pode ser difícil de diagnosticar numa fase muito inicial, quando a dor é o único sintoma. Quando as vesículas aparecem, o diagnóstico torna-se mais óbvio. O exame laboratorial do líquido cefalorraquidiano revela níveis elevados de proteínas e pleocitose. O diagnóstico definitivo pode ser obtido através da identificação do ADN viral do líquido vesicular utilizando a reação em cadeia da polimerase. A cultura viral é possível, mas normalmente tem baixa sensibilidade. A utilização de um ensaio de imunofluorescência direta é uma boa alternativa à PCR.[1,20,35,36]

Tratamento

A terapêutica destina-se a controlar a dor, a acelerar a cicatrização e a reduzir as complicações. Os antivirais, aciclovir 800 mg, valaciclovir 100 mg e famciclovir 250-500 mg, são utilizados para tratar todos os aspectos da infeção por HZ relacionados com a cicatrização, novas lesões e dor aguda. A febre e a dor devem ser controladas inicialmente com analgésicos como o paracetamol. A amitriptilina e a gabapentina proporcionam analgesia. A amitriptilina pode encurtar a duração da doença e proporciona uma proteção adicional contra a PHN.[20,29,35,36]

Neuralgia pós-herpética (NPH):

A nevralgia pós-herpética é a complicação mais comum do herpes zoster. A maioria das pessoas cura-se completamente de um episódio de herpes zoster no espaço de 3-4 semanas, sem sequelas persistentes. No entanto, algumas pessoas podem apresentar lesões irreversíveis na pele e perturbações sensoriais. Embora a dor persistente ou recorrente seja pouco frequente na população em geral, a PHN pode afetar 50% a 75% da população idosa. A IHS descreve a PHN como uma dor unilateral na cabeça e/ou na face, com uma duração inferior a 3 meses, na distribuição de um ou mais ramos do nervo trigémeo, causada por e associada a outros sintomas e/ou sinais clínicos de Herpes zoster agudo. Os factores de risco para o desenvolvimento de PHN incluem o sexo feminino, a idade avançada, a experiência do prodorme, a gravidade da erupção cutânea e a gravidade da dor.

Caraterísticas clínicas-

Os doentes com PHN apresentam dor persistente, parestesia, hiperestesia e alodinia meses a anos após a cicatrização das lesões do zoster. A dor é frequentemente acompanhada por um défice sensorial, existindo uma correlação entre o grau de défice sensorial e a gravidade da dor. Os doentes com PHN descrevem padrões caraterísticos de dor, sendo que a maioria apresenta pelo menos 2 dos 3 padrões seguintes:

- Dor espontânea, constante, profunda, ardente, latejante e dolorosa

- Dor intermitente aguda, lancinante, lancinante, que também pode ser espontânea

- Alodinia que normalmente dura muito para além da duração do estímulo

Fisiopatologia

Tal como o herpes zoster, a PHN é causada pelo vírus da varicela zoster. Ocorre em doentes que foram expostos ao herpes zoster e o vírus fica adormecido nos corpos celulares dos gânglios nervosos. Em cerca de 10% dos doentes infectados, o vírus torna-se ativo e produz a PHN.

O vírus envolve as vias centrais no tronco cerebral e nos hemisférios cerebrais. O vírus destrói as grandes fibras inibitórias, abrindo o portão espinal, permitindo que as fibras mais pequenas predominem na entrada. Isto aumenta a entrada nociceptiva das fibras C.

Factores Precipitantes-

A PHN é causada pela reativação do vírus do herpes que se encontra adormecido no gânglio nervoso. Os factores precipitantes que podem reativar o vírus não são completamente conhecidos. Alguns factores possíveis que têm sido sugeridos são a reexposição ao vírus, o stress e a fadiga, a imunossupressão e a doença de Hodgkin.

Diagnóstico-

O diagnóstico de PHN é normalmente efectuado a partir da história do doente e de achados clínicos distintivos. Além disso, as áreas afectadas por HZ agudo anterior podem apresentar evidências de cicatrizes cutâneas. No caso de um episódio remoto e/ou subclínico de HZ, a presença de anticorpos séricos para HZ pode apoiar o diagnóstico de dor causada por PHN. [1,4,7,20,29]

Critérios de diagnóstico do IHS -[18]

    A. Dor unilateral na cabeça e/ou facial com uma duração inferior a 3 meses e que satisfaça o critério C

    B. Uma ou ambas as seguintes situações:

        1. A erupção herpética ocorreu no território de um ramo ou ramos do nervo trigémeo

        2. O ADN do vírus da varicela zoster foi detectado no LCR

por reação em cadeia da polimerase

    C. Prova de nexo de causalidade demonstrada por ambos os elementos seguintes:

        1. A dor precedeu a erupção herpética em <7 dias

        2. A dor localiza-se na distribuição do mesmo ramo ou ramos do nervo trigémeo

    D. Não é melhor explicado por outro diagnóstico ICHD-3.

Tratamento

A prevenção da PHN é possível e a utilização de uma vacina viva atenuada contra a varicela-zoster em doentes com mais de 60 anos de idade reduz significativamente a incidência de herpes zoster e as sequelas da PHN. Para os pacientes que desenvolvem herpes zoster, o uso de medicamentos antivirais no início da doença reduz o risco de PHN. Para os doentes que desenvolvem PHN, o método de tratamento escolhido deve depender da gravidade dos sintomas e do estado clínico geral do doente. O tratamento inclui terapia tópica, terapia medicamentosa e cirurgia.

A terapia tópica inclui o uso de agentes anestésicos tópicos, como a lidocaína, ou analgésicos, particularmente a capsaicina. Está disponível um adesivo de lidocaína que demonstrou ser eficaz no controlo da NPH. Combinações de anestésicos tópicos, como o creme EMLA (AstraZeneca), também têm sido relatadas como úteis. A capsaicina reduz o neurotransmissor substância P, quando utilizada topicamente, tem-se revelado útil na redução da dor da NPH.

O uso de TCAs como a amitriptilina, nortriptilina, doxepina e desipramina é um método bem estabelecido para reduzir a dor crónica em queimadura que é caraterística da PHN. A desipramina é superior tanto à amitriptilina como à fluoxetina no tratamento da NPH. Dado que um número significativo de doentes idosos não tolera os efeitos secundários sedativos ou cardiovasculares associados aos TCAs, tem sido defendida a utilização de outros fármacos, nomeadamente a gabapentina.

Os doentes que sofrem episódios de dor aguda podem sentir alívio através da utilização de medicamentos anticonvulsivos, como a carbamazepina ou a fenitoína. Quando a terapêutica médica é ineficaz no controlo da dor intratável, os bloqueios nervosos ou a cirurgia ao nível do nervo periférico ou da raiz dorsal têm sido eficazes para alguns doentes.[4,37,43]

Neuropatia de aprisionamento:

As neuropatias de compressão referem-se às perturbações causadas por circunstâncias que levam à aplicação de pressão no nervo, raiz nervosa ou gânglio e aos sintomas neurológicos resultantes. Estas condições são bastante comuns nos nervos espinais, mas menos comuns no nervo trigémeo.

Caraterísticas clínicas-

As neuropatias de compressão são caracterizadas por sintomas que se fazem sentir na distribuição periférica do nervo afetado. Estes sintomas podem ser anestesia, hipoestesia, parestesia, disestesia, hiperestesia, hiperalgesia e/ou dor. Quando a dor é sentida, é por definição uma dor projectada.

Fisiopatologia

Uma causa comum de neuropatia de aprisionamento na região do trigémeo é um tumor nas estruturas mastigatórias. Um tumor ou quisto na mandíbula pode expandir-se, exercendo pressão sobre o nervo mandibular preso no canal. Se a pressão for prolongada, pode resultar na desmielinização do nervo. O nervo afetado pode ficar sensibilizado, os limiares são reduzidos e podem ocorrer achados ectópicos espontâneos. A nocicepção também pode ser iniciada pelos nervos.

Em alguns casos, a compressão pode estar associada a estruturas músculo-esqueléticas. Quando isto acontece, os sintomas de aprisionamento podem ir e vir, dependendo das alterações na atividade muscular.

Diagnóstico-

Quando se suspeita de um tumor ou quisto, deve ser efectuada uma imagiologia adequada da área em causa. Isto pode incluir radiografias normais, tomografias computorizadas e/ou imagiologia de tecidos moles, como a ressonância magnética. Em casos de aprisionamento de tecidos moles ou músculos, os testes de condução nervosa padrão podem ajudar a revelar a presença e, por vezes, a localização do aprisionamento do nervo.

Gestão

O tratamento bem sucedido é direcionado para a remoção da fonte de aprisionamento. No caso de um tumor ou quisto, a remoção cirúrgica é normalmente indicada. Quando se suspeita de compressão muscular, a terapia é orientada para a redução da atividade muscular. Se os sintomas neuropáticos persistirem mesmo após a eliminação da causa, os sintomas de dor podem ser geridos da mesma forma utilizada para outras perturbações de dor neuropática contínua.

<u>**Dores neuropáticas mediadas centralmente**</u>

Esta categoria de dor neuropática inclui as perturbações de dor neuropática contínua que têm um componente central significativo que contribui para a doença.

Odontalgia atípica (dor fantasma):

A odontalgia atípica (AO) é provavelmente uma das condições mais frustrantes que afligem o médico dentista. Por definição, odontalgia atípica significa "dor de dentes de causa desconhecida". Esta condição também tem sido referida como dor de dentes fantasma. As mulheres são mais afectadas do que os homens e a idade média de ocorrência é entre a quarta e a quinta década de vida. A maxila é mais frequentemente afetada do que a mandíbula. [1,4,7]

Caraterísticas clínicas-

A AO é sentida como uma dor de dentes e muitas vezes sem outros sintomas. O doente consegue normalmente localizar o dente exato responsável pela dor. A dor é sentida como maçadora, dolorosa e persistente. Muitas vezes, a dor de dentes está presente durante meses ou mesmo anos, sem alterações significativas nas caraterísticas clínicas. Pode aumentar ou diminuir de intensidade, mas raramente se resolve. A maioria dos pacientes que sofrem de odontalgia atípica terá sido submetida a vários procedimentos dentários antes de o diagnóstico ser estabelecido. A provocação local do dente ou dos tecidos circundantes não altera a dor. [1,4,7]

Fisiopatologia

Existem várias teorias relativamente à etiologia da OA. Uma teoria considera a OA como uma forma de surdeferentação ou dor dentária fantasma. Esta teoria é apoiada pela elevada percentagem de doentes com estas perturbações que referem que os sintomas começaram após um procedimento dentário, como a terapia endodôntica ou uma extração. Outros teorizaram que a AO é uma forma de dor vascular, neuropática ou simpaticamente mantida. Outros estudos apoiam o conceito de que pelo menos alguns dos doentes desta categoria têm uma forte componente psicogénica nos seus sintomas e que as perturbações depressivas, de somatização e de conversão foram descritas como factores importantes em alguns doentes. É possível que uma combinação de mecanismos neuropáticos e psicológicos seja importante na etiologia desta síndrome de dor facial, atualmente mal compreendida.[1,4]

Diagnóstico-

Critérios do IHS[18]

A. Dor facial e/ou oral que preenche os critérios B e C

B. Recorrente diariamente durante >2 horas por dia durante >3 meses

C. A dor tem as duas caraterísticas seguintes:

1. Mal localizado e não seguindo a distribuição de um nervo periférico

2. Qualidade aborrecida, dolorosa ou irritante

D. O exame neurológico clínico é normal

E. Foi excluída uma causa dentária através de investigações adequadas

É extremamente importante diferenciar a AO da dor de dentes de origem pulpar. Provavelmente, a tarefa mais difícil é distinguir entre AO e dor de dente de origem pulpar. Para ajudar os clínicos, foram listadas 5 caraterísticas que são comuns à AO, mas não são comuns à dor de dente pulpar[1,7,38] ,

(1) Dor constante no dente sem origem óbvia de patologia local.

(2) A provocação local do dente não se relaciona de forma consistente com a dor. A estimulação quente, fria ou de

carga não afecta a dor de forma fiável.

(3) A dor de dentes mantém-se inalterada ao longo de semanas ou meses. A dor pulpar tende a piorar ou a melhorar com o tempo.

(4) As terapias dentárias repetidas não resolvem a dor.

(5) A reação à anestesia local é equívoca.

Tratamento-

Uma vez efectuado o diagnóstico e eliminadas outras patologias, é importante que os sintomas sejam levados a sério e não sejam descartados como imaginários. Os doentes devem ser aconselhados sobre a natureza da AO e tranquilizados quanto ao facto de não terem uma doença potencialmente fatal não detectada e de poderem ser ajudados sem procedimentos invasivos. Quando indicado, a consulta com outros especialistas, como otorrinolaringologistas, neurologistas ou psiquiatras, pode ser útil.

Os TCAs, como a amitriptilina (25-100 mg), a nortriptilina, a desipramina e a doxepina, administrados em doses baixas a moderadas, são frequentemente eficazes na redução ou (em alguns casos) na eliminação da dor. Outros medicamentos recomendados incluem gabapentina, pregablin e clonazepam. Alguns médicos relatam benefícios da dessensibilização tópica com capsaicina, anestésicos tópicos ou doxepina tópica.[1,4,7,38,39]

Síndrome da boca ardente (BMS):

A síndrome da boca ardente é uma doença complexa de causa pouco clara, em que o doente apresenta ardor na mucosa oral, que pode ser acompanhado de xerostomia e disguesia. A SBA é definida como uma sensação dolorosa de ardor na boca com um exame clínico normal e sem causa óbvia. São muitos os nomes dados a esta condição, sendo os mais comuns a orodinia e a glossodinia. A doença é frequentemente registada em mulheres, com uma relação F:M de 3:1 a 16:1. A idade de ocorrência situa-se entre os 50 e os 70 anos (idade peri ou pós-menopausa). [1,4,40]

Etiologia-

A SGB tem uma causa multifatorial com factores neurológicos, psicogénicos e hormonais que contribuem para a doença. Os factores de risco incluem:

- Problemas gastrointestinais e urogenitais
- Neuropatia sensorial e autonómica ligeira de pequenas fibras com perturbações centrais concomitantes
- Medicamentos - inibidores de ace, hipotensores e diuréticos
- Fumar[40]

Tipos

Tipo 1 - Dor ausente ao acordar e que se desenvolve durante o dia

Tipo 2 - Dor presente dia e noite

Tipo 3 - Dor intermitente com dias sem dor[40]

Caraterísticas clínicas-

A DMO é caracterizada por sensações de ardor inexplicáveis, normalmente persistentes, nos tecidos moles orais. Os sintomas variam em intensidade, desde ligeiros a graves. A língua é a área mais frequentemente afetada, particularmente no terço anterior da superfície dorsal. As áreas seguintes mais frequentemente afectadas são os lábios, sendo o palato, a gengiva e a orofaringe afectados com menos frequência. Os doentes também referem secura oral e anomalias do paladar. [1,4,40]

Fisiopatologia

A fisiopatologia da SGB é complexa. Sugere-se que os factores hormonais, neuropáticos e psicológicos são potenciais factores etiológicos.

O equilíbrio hormonal pode estar relacionado com a SGB nas mulheres, uma vez que a doença é mais frequente durante e após a menopausa. Nas causas neurológicas, incluem-se a neuropatia periférica de pequenas fibras, a neuropatia subclínica do trigémeo principal e a dor central que pode estar relacionada com uma inibição dopaminérgica descendente deficiente. O perfil psicológico revela alterações da personalidade e do humor. [1,4,40]

Diagnóstico-

Do ponto de vista sintomático, a SBA deve ser diferenciada de outras condições de dor crónica. Deve ser efectuada uma avaliação cuidadosa de qualquer estrutura do complexo da cabeça e do pescoço que possa potencialmente causar dor oral. Para além disso, são necessárias as seguintes avaliações adicionais

- Sialometria para avaliar a secura oral
- Biópsia das glândulas salivares menores - Se houver suspeita de síndrome de Sjogren
- Biópsia ou citologia de lesões da mucosa oral
- Cultura de amostras orais, para excluir infecções fúngicas, virais e bacterianas
- Testes hematológicos - hemograma, hemograma completo, painel da tiroide, factores nutricionais, painel autoimune
- Teste cutâneo - para excluir uma reação alérgica
- RMN - se a BMS estiver associada a nevralgia ou neuropatia

do nervo trigémeo

- Testes psicossomáticos
- Estudos de refluxo gástrico[1,4,40]

Tratamento-

Uma vez efectuado o diagnóstico de SGB, eliminando a possibilidade de lesões detectáveis ou doenças médicas subjacentes, o doente deve ser tranquilizado quanto à natureza benigna dos sintomas. Aconselhar o doente relativamente à natureza da SGB é útil no tratamento, particularmente porque muitos doentes terão sido submetidos a múltiplas avaliações clínicas sem uma explicação para os sintomas. O aconselhamento e a tranquilização podem ser um tratamento adequado para indivíduos com sensações de ardor ligeiras, mas os doentes com sintomas mais graves necessitam frequentemente de terapêutica medicamentosa.

As terapias medicamentosas que se revelaram mais úteis são doses baixas de TCAs, como a amitriptilina (10-150 mg/d) e a doxepina, ou clonazepam (0,5-2 mg/d). Deve ser sublinhado ao doente que estes medicamentos não estão a ser utilizados para gerir a doença psiquiátrica, mas sim pelo seu efeito analgésico bem documentado.

Os anestésicos tópicos para o tratamento da SGB não são tão úteis devido ao seu efeito não previsível; a dor pode diminuir ou aumentar. Por outro lado, o clonazepam tópico aplicado por sucção (não engolido) foi eficaz na redução da intensidade da dor. O ácido alfa-lipóico e a capsaicina sistémica também demonstraram alguns efeitos positivos na intensidade da dor do SMC.[4,41,42]

Síndrome de dor regional complexa (SDRC):

A síndrome da dor regional complexa representa um grupo de sintomas clínicos que estão associados a uma condição de dor neuropática relacionada com uma lesão nervosa. De acordo com a Associação Internacional para o Estudo da Dor (IASP), a SDRC é caracterizada por dor persistente, frequentemente em queimadura, acompanhada de alodinia e hiperalgesia e, a dada altura, de inchaço, alterações do fluxo sanguíneo e/ou atividade sudomotora anormal.[1,4,7]

Tipos-

SDRC I

Pode desenvolver-se após um traumatismo local relativamente pequeno. Designada por distrofia simpática de refluxo (DSR)

SDRC II

Ocorre após uma lesão evidente de um nervo principal. Designada por causalgia.[1,4,7]

Caraterísticas clínicas-

O sintoma mais constante da SDRC é a dor crónica espontânea em queimadura e a sensibilidade, frequentemente acompanhada de disfunção motora, sudação e atrofia cutânea. A pele afetada pode também apresentar-se edemaciada e eritematosa devido a alterações do fluxo sanguíneo, e o osso subjacente está geralmente desmineralizado. A alodinia e a hiperestesia são sintomas comuns e o movimento exacerba a dor. Devido à cronicidade e intensidade da dor sentida na SDRC, os doentes apresentam frequentemente quantidades significativas de sofrimento psicológico. [1,4,7]

Fisiopatologia

Acredita-se que a constelação de sinais e sintomas associados à SDRC resulte de alterações após um traumatismo que associa as fibras nervosas sensoriais a estímulos simpáticos. As evidências da existência da SDRC incluem estudos que demonstram que os bloqueios cirúrgicos ou medicamentosos do sistema nervoso simpático aliviam os sintomas. Numa nova taxonomia incluída na classificação da dor crónica, a SDRC I é utilizada em vez da DSR e a SDRC II substitui a causalgia, que é uma síndrome de dor resultante de uma lesão nervosa importante. A DSR raramente tem sido descrita como envolvendo a distribuição do nervo trigémeo e o papel do sistema nervoso simpático na dor facial crónica é desconhecido. Um estudo de doentes com dor facial crónica que também apresentavam evidência de disfunção autonómica descreveu um subgrupo de doentes que melhorou após um bloqueio do gânglio estrelado, sugerindo um possível papel do sistema nervoso simpático. Outros relatos descrevem a resolução da dor facial após simpatectomia cervical, clonidina, guanetidina e bloqueio do gânglio estrelado.[4]

Factores Precipitantes-

O único fator precipitante comum na SDRC é o trauma associado à lesão nervosa. A quantidade de trauma ajuda a determinar o tipo de SDRC.[1]

Critérios de diagnóstico-

A associação internacional para o estudo da dor define a SDRC utilizando os seguintes critérios clínicos:[44]

1. Dor contínua, desproporcionada em relação a qualquer acontecimento que a tenha provocado.

2. Deve referir pelo menos um sintoma em três (critérios de diagnóstico clínico) ou quatro (critérios de diagnóstico de investigação) das seguintes categorias:

•Sensorial: hiperestesia ou alodinia

•Vasomotora: assimetria de temperatura, alterações da cor da pele ou assimetria da cor da pele

•Sudomotor ou edema: edema, alterações da transpiração ou assimetria da transpiração

•Motora ou trófica: diminuição da amplitude de movimento, disfunção motora (fraqueza, tremor ou distonia) ou alterações tróficas (cabelo, unhas ou pele)

3. Deve apresentar pelo menos um sinal no momento do diagnóstico em duas ou mais das seguintes categorias:

•Sensorial: hiperalgesia (à picada de agulha) ou alodinia (ao toque ligeiro, pressão somática profunda ou movimento articular)

•Vasomotora: assimetria de temperatura, alterações ou assimetria da cor da pele

• Sudomotor ou edema: edema, alterações da transpiração ou assimetria da transpiração

•Motora ou trófica: diminuição da amplitude de movimento, ou disfunção motora (fraqueza, tremor ou distonia), ou alterações tróficas (cabelo, unhas ou pele)

4. Nenhum outro diagnóstico explica melhor os sinais e sintomas.

Tratamento-

A terapia recomendada para a SDRC envolve uma abordagem multidisciplinar que inclui fisioterapia, bloqueios nervosos e terapia medicamentosa. Os bloqueios dos gânglios simpáticos regionais ou os bloqueios regionais intravenosos com guanetidina, reserpina ou fenoxibenzamina, combinados com um anestésico local, têm sido relatados como bem-sucedidos e são usados em clínicas de dor anestésica. Os bisfosfonatos, como o alendronato ou o pamidronato, diminuíram a dor em alguns pacientes com DSR quando usados por via intravenosa. Não é claro se estes medicamentos são úteis devido ao seu efeito no osso ou devido às suas propriedades anti-inflamatórias.[4,18,45]

Dor mantida simpaticamente (SMP):

Há vários anos que se reconhece que algumas condições de dor podem ser mantidas pela atividade do sistema nervoso simpático. Estas condições de dor são, por conseguinte, designadas por dor mantida simpaticamente. Ao longo do tempo, tem-se verificado que a atividade simpática pode influenciar várias condições de dor neuropática contínua, tanto de mediação central como periférica.

Caraterísticas clínicas-

As dores mantidas por simpatia são caracterizadas por dores na zona que está associada a um traumatismo anterior. A dor pode não começar imediatamente após o traumatismo, mas pode apresentar-se várias semanas ou meses mais tarde. A dor mantida simpaticamente é tipicamente uma sensação de queimadura constante, difusa e intensa, não necessariamente confinada à distribuição sensorial do nervo lesado. A pele é geralmente sensível e excruciantemente dolorosa, mesmo a estímulos inócuos. Os sintomas autonómicos podem ser observados como alterações da temperatura cutânea, da cor, da textura e da transpiração, mas são raros nas estruturas orofaciais.

Fisiopatologia

A PMS parece ter início com um traumatismo dos tecidos periféricos e/ou dos nervos periféricos. O neurónio aferente primário transporta a entrada nociceptiva no corno dorsal e faz sinapse com o neurónio de segunda ordem. Com o tempo, esta entrada pode sensibilizar centralmente o neurónio de segunda ordem (neurónio WDR). À medida que o neurónio WDR fica sensibilizado, mesmo a entrada mecânica normal das fibras A-beta pode produzir uma resposta nociceptiva.

Parece que podem ocorrer alterações no local original da lesão tecidular que mantêm a atividade dos aferentes primários para continuar a sensibilização do neurónio de segunda ordem. Após o trauma, os adrenoreceptores alfa-1 são expressos nos nociceptores aferentes primários e estes receptores são activados pela norepinefrina libertada pelos eferentes simpáticos na área. Mesmo as actividades normais dos neurónios simpáticos pós-ganglionares são adequadas para disparar estes aferentes primários alterados. A entrada nociceptiva torna-se constante, o que aumenta ainda mais a sensibilização central do neurónio de segunda ordem. Estabelece-se um ciclo de auto-manutenção, que é conhecido como PMS.

A evidência de que a atividade simpática pode afetar diretamente os neurónios de segunda ordem no corno dorsal e no núcleo caudalis, contribuindo para a neuroplasticidade e sensibilização, contribui ainda mais para esta condição dolorosa. Assim, a atividade simpática pode influenciar as condições dolorosas tanto a nível central como periférico.[1]

Factores Precipitantes

O traumatismo dos tecidos periféricos parece ser um fator precipitante na PMS. Uma vez que esta condição é mantida e reforçada pela atividade simpática, qualquer condição que aumente o sistema simpático irá provavelmente aumentar a experiência de dor. O aumento do nível de stress emocional e mesmo os estímulos visuais ou auditivos podem aumentar significativamente a intensidade da dor.

Diagnóstico-

As PMS são melhor diagnosticadas pelas caraterísticas da dor e pela apresentação clínica. A confirmação da PMS é conseguida através do bloqueio regional da entrada do nervo simpático na região dolorosa. No caso das estruturas orofaciais, isto é conseguido com um bloqueio do gânglio estrelado. O bloqueio anestésico do gânglio estrelado deve reduzir ou eliminar imediatamente o quadro de dor.

Tratamento

Quanto mais cedo a doença for tratada, melhores serão os resultados. Isto deve-se provavelmente à redução da sensibilização ou neroplasticidade dos neurónios centrais. Foram sugeridos medicamentos como a clonidina como agente tópico ou por via oral. A fentolamina também tem sido sugerida para diminuir a atividade simpática e reduzir a dor.[1,46]

Polineuropatias metabólicas:

Certas perturbações metabólicas podem provocar neuropatias que podem apresentar-se como dor facial. Algumas das doenças comuns que podem levar a polineuropatias metabólicas são a diabetes, o hipotiroidismo, o alcoolismo, a má nutrição e as deficiências vitamínicas. Na maioria destas doenças, a dor associada às polineuropatias metabólicas não se encontra nas estruturas orofaciais, mas sim noutras regiões, especialmente nos membros. Embora a dor orofacial seja rara, há que ter em conta as possibilidades quando se estabelece o diagnóstico, para que se possa iniciar uma terapêutica adequada. A polineuropatia metabólica mais comum está associada à diabetes. A frequência da neuropatia na diabetes aumenta com a idade e com o tempo de experiência do doente com a doença. Os nervos mediano, ulnar e poplíteo lateral são os mais frequentemente afectados. A dor orofacial é relativamente rara nesta doença.

A neuropatia hipotiroideia é bastante comum em doentes com esta doença. O tipo mais comum de neuropatia hipotiroideia é o envolvimento focal de um nervo, como a neuropatia mediana no pulso ou a neuropatia ulnar no cotovelo. Este tipo de neuropatia não é frequentemente observado nos nervos cranianos.

Parece existir uma relação entre o alcoolismo e as polineuropatias metabólicas, mas o mecanismo exato é incerto. Não se sabe se o alcoolismo causa neuropatias ou se é causado por desnutrição.

Fisiopatologia

Não se sabe ao certo como é que estas várias doenças metabólicas causam polineuropatias. É possível que cada doença afecte os nervos periféricos de forma diferente ou que existam mecanismos periféricos e centrais comuns. A hiperglicemia crónica parece ser o principal fator de risco para as polineuropatias diabéticas. Foi sugerido que a hiperglicemia causa danos aos microvasos, levando à isquemia que eventualmente causa lesão nervosa. A diabetes também provoca alterações nos lípidos, nos açúcares do álcool e no mio-inositol que também podem estar relacionadas com a neuropatia. Talvez condições semelhantes estejam presentes no hipotiroidismo, no alcoolismo e nas deficiências vitamínicas.

Diagnóstico-

O diagnóstico da polineuropatia metabólica começa com a identificação do teste laboratorial específico utilizado para confirmar a presença da doença metabólica em questão. Os testes electrofisiológicos podem ser úteis. O registo electromiográfico dos reflexos trigeminais e das respostas motoras é útil para detetar a disfunção do nervo trigémeo em doentes com neuropatias periféricas.

Tratamento

Uma vez que a etiologia subjacente à polineuropatia metabólica é a doença metabólica, o tratamento primário deve ser direcionado para esta doença. Este facto raramente se enquadra na prática do médico especialista em dor orofacial. Por conseguinte, quando esta condição é identificada, o doente deve ser imediatamente encaminhado para o médico especialista adequado.

É razoável acreditar que esta condição de dor responderá de forma semelhante a outros distúrbios de dor neuropática contínua e, por conseguinte, certos medicamentos podem ser utilizados em conjunto com a terapia fornecida por um médico especialista. A aplicação tópica de anestésicos locais pode ajudar e melhorar a condição. A capsaicina também pode ser utilizada para dessensibilizar os neurónios aferentes primários. Os antidepressivos tricíclicos e a gabapentina também podem ser úteis.[1]

CAPÍTULO 6D

PERTURBAÇÕES DA DOR INTRA-ORAL

As fontes mais prevalentes de dor orofacial têm origem nas estruturas localizadas na cavidade oral.[7] Isto inclui os dentes, o periodonto, os tecidos mucogengivais e a língua.[19] A dor associada a estas estruturas é a principal razão pela qual a maioria dos doentes procura tratamento junto dos médicos dentistas.[47]

Dor Odontogénica:

Os dentes são estruturas únicas pelo facto de serem tecidos viscerais que funcionam como parte do sistema músculo-esquelético.[1] A dor de dentes é um sintoma que normalmente confunde o clínico. Estabelecer o diagnóstico é um desafio, uma vez que os dentes frequentemente referem dor a outros dentes, bem como a locais distantes à volta da cabeça, pescoço e maxilares que podem imitar os sintomas de outros tipos de perturbações de dor facial. Para complicar ainda mais a situação, outras perturbações da dor facial podem referir dor ao dente que imita os sintomas da dor de dentes. Assim, o primeiro requisito é determinar se a dor é de origem odontogénica ou de origem não odontogénica.[7,19]

As dores de dentes podem ser de:

1. Origem pulpar

2. Origem periodontal

3. Origem não odontogénica

Dor pulpar:

A polpa é um órgão de formação do dente.[48] É um tecido conjuntivo delicado intercalado com pequenos vasos sanguíneos, linfáticos, nervos e células indiferenciadas do tecido conjuntivo.[49] Como a polpa dentária é um órgão visceral, a dor pulpar possui caraterísticas de todas as dores viscerais, ou seja, tende a ser uma dor profunda e maçadora, de natureza limiar e muitas vezes difícil de localizar.[7,19]

Etiologia-

1. Físico

    a. Mecânica

        i. Trauma

            • Acidental

            • Procedimentos dentários iatrogénicos

        ii. Desgaste patológico (atrito, abrasão, etc.)

        iii. Síndrome do dente rachado

        iv. Alterações barométricas (Barodontalgia)

    b. Térmica

        i. Calor da preparação da cavidade

        ii. Calor exotérmico da presa do cimento

        iii. Condução de calor e frio através de recheios profundos sem base protetora

        iv. Calor de fricção causado pelo polimento de uma restauração

    c. Elétrico (Galvanismo)

2. Química

    a. Ácido fosfórico, monómero, etc.

    b. Erosão (Ácidos)

3. Bacteriana

    a. Toxinas associadas à cárie

b. Invasão direta da polpa devido a cáries ou traumatismos

c. Colonização microbiana na polpa por microrganismos de origem sanguínea (anacorese)[48]

Classificação das doenças da polpa

1. Doenças inflamatórias

a. Pulpite reversível

i. Aguda (Sintomática)

ii. Crónica (assintomática)

b. Pulpite irreversível

i. Aguda

- Reação anormal ao frio

- Reação anormal ao calor

ii. Crónica

- Assintomático com exposição pulpar

- Pulpite hiperplásica

- Reabsorção interna

2. Degenerescência da polpa

a. Calcular

b. Outros

3. Necrose[48]

Caraterísticas clínicas

Pulpite Reversível-

Caracteriza-se por uma resposta exagerada, rápida e aguda a estímulos frios, seguida de uma dor surda que se dissipa. Não há queixa de dor espontânea. O dente não é sensível à percussão. Os dentes com esta condição apresentam normalmente lesões cariosas profundas, grandes restaurações metálicas ou restaurações com margens defeituosas.[47,49]

Pulpite irreversível

Apresenta-se como uma dor espontânea e persistente ou uma dor constante, severa e incessante; aumento da intensidade da dor a estímulos nocivos; e resposta positiva a estímulos de frio e calor. O doente também pode ter dor referida aos dentes adjacentes, à têmpora ou aos seios nasais quando está envolvido um dente posterior superior, ou ao ouvido quando está afetado um dente posterior inferior.[47,48]

Necrose Pulpar-

Não há dor e não há resposta a estímulos nocivos. É frequente a descoloração do dente. Os dentes com necrose parcial podem responder a alterações térmicas. Se a infeção se tiver estendido para além do ápice do dente, um teste de percussão pode ser positivo.[47,48]

Fisiopatologia

A hipersensibilidade dentinária é mediada pelos nervos pulpares. Foram propostas várias teorias:

(1) A teoria dos receptores de odontoblastos

(2) A teoria da terminação nervosa direta e

(3) A teoria hidrodinâmica.

De entre estas, a teoria hidrodinâmica de Branstromm é a mais amplamente aceite. De acordo com esta teoria, a dor aguda desenvolve-se quando o movimento do fluido ativa as fibras A-delta nos túbulos dentinários. Certos mediadores químicos, como a bradicinina, a serotonina e a substância P, sensibilizam as fibras A-delta e reduzem o seu limiar, aumentando assim a sua resposta ao estímulo.

O processo básico que causa a dor pulpar aguda é a inflamação. Uma vez que a polpa está envolta numa câmara rígida, não há espaço para expansão devido ao edema. Em vez disso, o aumento da pressão e a escassez de circulação colateral na polpa diminuem a capacidade de cicatrização da polpa e colapsam a circulação venosa, o que leva a efeitos prejudiciais. A pressão sobre os nociceptores pulpares é também um mecanismo que causa dor pulpar aguda.

A cárie dentária é a causa mais importante e mais frequente de pulpite. Quando a cárie está presente, o esmalte e a dentina sofrem alterações degenerativas progressivas. A polpa também apresenta alterações progressivas que vão desde a hiperemia e pulpite, e frequentemente até à necrose. Os mecanismos incluem uma combinação de efeitos tóxicos diretos sobre a polpa e reacções imunitárias indirectas que podem ser do tipo antigénio-anticorpo celular.

Quando a lesão cariosa penetra na dentina e entra em contacto com a polpa, a natureza da resposta inflamatória muda de uma coleção de leucócitos maioritariamente mononucleares para uma coleção localizada de leucócitos polinucleares, que formam micro abcessos no interior da lesão. É nesta fase que as pulpites reversíveis se tornam irreversíveis. Quando os microabscessos são suficientemente grandes para coalescerem, a polpa sofre necrose de liquefação e/ou necrose seca.[1,7,19,50]

Tratamento

Pulpite reversível

Remoção do estímulo causador da dor, geralmente remoção da

lesão, e restauração da estrutura do dente.

Pulpite irreversível

Remoção completa da polpa, ou seja, pulpectomia, ou remoção da polpa coronal, ou seja, pulpotomia. A extração do dente é feita quando o dente não é restaurável.

Necrose Pulpar-

Tratamento do canal radicular ou extração do dente afetado.[47,48,49]

Síndrome do dente rachado:

O dente fissurado é definido como uma fratura incompleta da dentina que pode ou não estender-se à polpa. O termo síndrome do dente fissurado foi introduzido pela primeira vez por Cameron em 1964, descrevendo quando as fracturas se tornam sintomáticas.

Etiologia-

A síndrome do dente rachado pode estar presente em dentes com restaurações grandes e pequenas e em dentes sem restaurações e sem cáries. Os factores predisponentes incluem a perda de suporte devido a cáries ou restaurações grandes, proteção inadequada da cúspide por restaurações grandes ou fraqueza de desenvolvimento do dente.

Caraterísticas clínicas-

As caraterísticas clínicas da síndrome do dente fissurado incluem queixas de dor esporádica, aguda e momentânea ao morder ou soltar, juntamente com dor ocasional provocada por alimentos ou bebidas frias. Por vezes, o doente pode indicar que a dor ocorre minutos após a mastigação.

Fisiopatologia

A dor ocorre quando as forças oclusais afastam partes das coroas, expondo a dentina subjacente. A dor ocorre devido ao movimento hidrostático do fluido dentro dos túbulos dentinários.

Tratamento

O tratamento inclui a estabilização com banda ortodôntica ou, de forma mais permanente, com coroa ou sobreposição, ou com tratamento do canal radicular ou extração do dente, dependendo da extensão da fissura.[7,47]

Dor periodontal:

Tal como a dor pulpar, a dor periodontal tem caraterísticas únicas. A dor periodontal é classificada como dor somática profunda do tipo músculo-esquelético. É mais localizada do que a dor pulpar. A melhor capacidade de localizar a fonte de dor é atribuída à sensibilidade proprioceptiva e mecanorreceptiva do periodonto. Está intimamente relacionada com a função biomecânica. Responde à provocação proporcionalmente e em incrementos graduais, e não como uma resposta de limiar como a dor pulpar.

A dor causada por doenças periodontais crónicas, por exemplo, gengivite, periodontite crónica, etc., é geralmente inexistente ou pode ser ligeira, persistente ou episódica, atribuível a uma inflamação ou infeção de baixo grau.

A dor periodontal pode ter origem apenas em factores locais, mas os factores sistémicos podem modular a capacidade do doente para resistir aos efeitos dos factores locais. A dor periodontal causada por factores locais está localizada nos dentes afectados em que existe inflamação ou infeção envolvendo a gengiva, o periodonto, o osso alveolar ou o tecido pericoronário.[1,7,19,47]

Doença periapical / perirradicular:

Etiologia-

A doença periapical desenvolve-se normalmente a partir de uma polpa que sofre uma rápida degeneração de pulpite para necrose com disseminação da infeção para os tecidos perirradiculares. Ocasionalmente, pode desenvolver-se a partir de uma exacerbação de um abcesso de fénix.[7,47]

Classificação-

A Organização Mundial de Saúde classificou as doenças periapicais em cinco categorias:

• Periodontite apical aguda de origem pulpar

  • Periodontite apical crónica de origem pulpar

  • Abcesso periapical com sinusite

  • Abcesso periapical sem seio

  • Quistos radiculares

Caraterísticas clínicas

Há um início rápido de dor espontânea moderada a grave, de carácter agudo, latejante ou doloroso; dor à percussão; formação de pus e/ou inchaço. A dor é mais intensa se o abcesso estiver confinado ao osso. Se o abcesso penetrar nos tecidos moles e formar um inchaço cheio de pus ou uma fístula, a dor pode diminuir. Nos casos mais duradouros e crónicos, pode não haver queixas de dor, ou apenas a presença de um desconforto médio.[7,19,47,48]

Achados Radiográficos-

Periodontite apical crónica (granuloma periapical)-

  • Alargamento do espaço do ligamento periodontal.

- Uma área radiolúcida bem definida, de tamanho variável, que parece estar em continuidade com o ápice da raiz. Por vezes, uma lesão radiolúcida é bem demarcada do osso normal circundante por uma fina margem esclerótica. Noutros casos, a radiolucência mistura-se gradualmente com o osso circundante.

- O granuloma periapical de longa duração pode apresentar diferentes graus de reabsorção radicular.

Abscesso periapical

- No abcesso periapical agudo, as alterações radiográficas são mínimas e limitam-se a um ligeiro espessamento do espaço do ligamento periodontal na região do ápice dos dentes envolvidos.

- No abcesso periapical crónico, as radiografias revelam frequentemente pequenas áreas radiolucentes no ápice da raiz com margens mal definidas.

Cisto Periapical (Radicular)

- Áreas radiolúcidas uniloculares bem definidas, de tamanho variável, delimitadas por uma margem bem corticada. A área radiolúcida está sempre em contacto com a porção apical de um dente não vital.[49]

Tratamento

A gestão da doença periapical requer o tratamento do dente afetado através do tratamento do canal radicular ou da extração. Se o abcesso envolver uma área de inchaço flutuante, pode também ser necessário efetuar uma incisão e drenagem. [7,19,47,48,51]

Abscesso gengival:

Etiologia

O aumento inflamatório agudo da gengiva resulta do transporte de bactérias para o interior dos tecidos quando uma substância estranha, por exemplo, uma cerda de escova de dentes, um pedaço de caroço de maçã, um fragmento de casca de lagosta, etc., é introduzida à força na gengiva.

Fisiopatologia

O abcesso consiste num foco purulento no tecido conjuntivo, rodeado por uma infiltração difusa de leucócitos polimorfonucleares, tecido edematoso e ingurgitamento vascular. O epitélio de superfície apresenta graus variáveis de edema intra e extracelular, invasão de leucócitos e ulceração.

Caraterísticas clínicas-

Um abcesso gengival é uma lesão localizada, dolorosa e de rápida expansão, normalmente de início súbito. Limita-se geralmente à gengiva marginal ou à papila interdentária. Nas fases iniciais, apresenta-se como uma tumefação vermelha com uma superfície lisa e brilhante; no espaço de 24 a 48 horas, a lesão torna-se normalmente flutuante e pontiaguda com um orifício superficial a partir do qual se pode exsudar um exsudado purulento. O dente adjacente é frequentemente sensível à percussão. Se a lesão progredir, geralmente rompe-se espontaneamente.

Tratamento

O objetivo da terapia é eliminar os sinais e sintomas agudos e atenuar a dor. Isto é conseguido através da incisão da área flutuante para permitir a drenagem e a remoção do agente causador. O tratamento da lesão pode exigir irrigação e desbridamento. Aconselham-se lavagens com soro fisiológico morno de 2 em 2 horas. , ,[7,19,47,49] ,[52]

Abscesso periodontal:

Etiologia-

A infeção bacteriana é normalmente o fator causal. A microflora do abcesso contém principalmente agentes patogénicos periodontais, incluindo porphyromonas gingivalis, prevotella intermedia, fusobacterium nucleatum, peptostreptococcus micros e bacterióides forsythus. O abcesso periodontal também se pode formar quando os alimentos dilaceram a gengiva ou quando os exsudados inflamatórios da periodontite crónica não conseguem drenar para a bolsa periodontal. A extensão da infeção pulpar para os tecidos periapicais também pode levar ao abcesso periodontal.

Fisiopatologia

Um abcesso periodontal é normalmente uma exacerbação de uma infeção periodontal crónica pré-existente. Os microrganismos presentes na bolsa possuem factores de virulência bacteriana que são constituintes ou metabolitos capazes de perturbar os mecanismos homeostáticos ou protectores do hospedeiro ou de causar a progressão ou o início da doença. A maior parte da destruição dos tecidos nas lesões periodontais estabelecidas resulta da mobilização dos tecidos do hospedeiro através da ativação de monócitos, linfócitos, fibroblastos e outras células do hospedeiro. Pensa-se que o envolvimento destes elementos celulares por factores bacterianos, em particular o lipopolissacárido bacteriano, estimula a produção de citocinas catabólicas e mediadores inflamatórios, incluindo metabolitos do ácido araquidónico, como a prostaglandina E_2. As citocinas estimulam as respostas inflamatórias que causam a destruição dos tecidos através da mobilização de metaloproteinases tecidulares, uma via importante para a perda de ligação do tecido conjuntivo e perda óssea na maioria das formas de periodontite.

Caraterísticas clínicas-

O abcesso típico é um inchaço localizado da gengiva que também pode envolver a mucosa alveolar. Estas lesões têm frequentemente um aspeto violáceo ou cianótico e são geralmente flutuantes. O inchaço ocorre mais coronalmente do que o do abcesso periapical. O grau de dor pode variar desde uma dor profunda de baixa intensidade até um desconforto grave. A dor é frequentemente exacerbada pela mastigação e percussão. O dente afetado é frequentemente móvel e ligeiramente extrudido, podendo observar-se supuração a partir do orifício da bolsa. A polpa do dente é normalmente vital. Em casos graves, pode ocorrer linfadenopatia regional, celulite, febre e mal-estar.

Tratamento

O tratamento do abcesso consiste na drenagem e desbridamento da superfície radicular sob anestesia local, frequentemente acompanhada de irrigação abundante. [7,19,47,49,52,53]

Pericoronite (abcesso pericoronal):

A pericoronite é uma inflamação e infeção localizada das estruturas dos tecidos que rodeiam a coroa de um dente impactado, que ocorre frequentemente na área dos terceiros molares total ou parcialmente impactados.

Etiologia-

O espaço entre a coroa do dente e o retalho gengival sobrejacente na área do terceiro molar é um local ideal para a acumulação de resíduos alimentares e crescimento bacteriano, que é uma base comum para a formação de abcessos pericoronários.

Caraterísticas clínicas

Observa-se uma lesão gengival eritematosa. Podem também estar presentes inchaço, secreção purulenta e linfadenopatia. A dor é normalmente contínua, varia de ligeira a grave e pode ser descrita como dolorosa, latejante e/ou aguda, irradiando para o ouvido, garganta e pavimento da boca.

Tratamento

A terapia antibiótica é apropriada para um tratamento adequado. Uma abordagem mais conservadora pode envolver a remoção do opérculo que cobre o dente afetado; no entanto, a higiene e a gestão dos tecidos moles nesta área são difíceis. Para prevenção, o tratamento final envolve a extração do dente afetado.[7,19,47,54]

Bolso seco (Osteíte alveolar):

A osteíte alveolar é a causa mais comum de dor pós-operatória tardia. Devido à intensidade extrema e ao carácter irradiante da dor, esta condição é uma das sequelas pós-operatórias mais angustiantes da extração dentária.[47,55]

Etiologia-

A causa da osteíte alveolar é atribuída, de forma variável, à infeção preexistente, ao traumatismo ósseo durante a extração, à diminuição da hemorragia devido ao efeito hemostático do vasoconstritor, à entrada de infeção na cavidade após a remoção do dente, à presença de osso denso, à debilitação geral e à perda de coágulo antes de enxaguar a boca ou de sugar a ferida.

Patogénese

Birn[55] sugeriu que o traumatismo e a infeção causam inflamação da medula óssea, com a consequente libertação de activadores tecidulares que convertem o plasminogénio do coágulo em plasmina.

Este agente fibrinolítico dissolve então o coágulo sanguíneo e, ao mesmo tempo, liberta cininas a partir do cininogénio, que também se encontra no coágulo, provocando dor intensa. Com base nas suas descobertas, sugeriu que o termo alveolite fibrinolítica fosse utilizado para descrever a doença.

Caraterísticas clínicas-

Esta condição ocorre 1 a 5 dias após a extração do dente e é descrita pelos doentes como uma dor moderada a grave, profunda, contínua, dolorosa e irradiante que tem origem na área da extração do dente, mas que pode ser difícil de localizar. Não há inchaço ou purulência. O exame do local da extração revela osso nu exposto no alvéolo dentário, que é muito sensível à sondagem e pode emitir um odor desagradável.

Tratamento

O tratamento da osteíte alveolar é dirigido principalmente para o alívio da dor. A terapia local consiste na irrigação do alvéolo com uma solução isotónica quente estéril ou uma solução diluída de paróxido de hidrogénio para remover o material nacrótico e outros detritos, seguida da aplicação de um obtundente (eugenol e guaiacol) ou de um anestésico tópico (butacaína, benzocaína). Para além da terapia local, deve ser prescrito ao doente um analgésico antipirético ou um narcótico, como o sulfato de codeína ou a meperidina, de 3 em 3 ou de 4 em 4 horas.[55,56]

Considerações de diagnóstico para a dor dentária pulpar e periodontal:

1. Inspeção visual e tátil

É o teste clínico mais simples. Um exame visual minucioso dos tecidos duros e moles baseia-se na verificação dos "três C": cor, contorno e consistência.

Os dentes devem ser examinados visualmente utilizando os três Cs. Uma coroa de aparência normal tem uma translucidez e um brilho semelhantes aos da vida, que faltam nos dentes sem polpa. O contorno do dente é examinado, uma vez que as fracturas, as facetas de desgaste e as restaurações podem alterar o contorno da coroa. A consistência do tecido duro está relacionada com a presença de cáries e reabsorção interna ou externa.

O exame visual também deve incluir o tecido mole adjacente aos dentes. Nos tecidos moles, como a gengiva, o desvio da cor rosa saudável é facilmente reconhecido quando há inflamação. Ocorre uma alteração do contorno com o inchaço e a consistência do tecido mole, flutuante ou esponjoso difere da do tecido normal, saudável e firme e é indicativa de uma condição patológica.[48,57,58]

2. Palpação-

Este teste simples é efectuado com a ponta do dedo, utilizando uma ligeira pressão para examinar a consistência dos tecidos e a resposta à dor. É utilizado para determinar o seguinte:

- Se o tecido é flutuante e suficientemente alargado para uma incisão e drenagem
- Presença, intensidade e localização da dor
- Presença e localização de adenopatia
- Presença de crepitação óssea[48,57,58]

3. Percussão-

O teste de percussão pode revelar se existe alguma inflamação à volta do ligamento periodontal. O teste de percussão não dá qualquer indicação sobre a saúde ou integridade dos tecidos pulpares; indica apenas se existe inflamação à volta do ligamento periodontal. Uma resposta positiva à percussão indica um ligamento periodontal inflamado. No entanto, a ausência de uma resposta à percussão é bastante possível quando existe uma inflamação periapical crónica. [48,57,58]

4. Ensaios de Mobilidade e Depressibilidade

Utilizando os dedos indicadores ou, de preferência, os punhos rombos de dois instrumentos metálicos, o clínico aplica forças laterais alternadas no sentido facial-lingual para observar o grau de mobilidade do dente dentro do alvéolo. Além disso, são efectuados testes para o grau de depressibilidade, pressionando o dente no seu alvéolo e observando se existe movimento vertical. A mobilidade de primeiro grau é um movimento quase impercetível; a de segundo grau é um movimento horizontal de 1 mm ou menos; a de terceiro grau é um movimento horizontal de mais de 1 mm, muitas vezes acompanhado de mobilidade vertical. O movimento do dente reflecte normalmente a extensão da inflamação do ligamento periodontal. [48,57,58]

5. Teste da mordidela

É útil para identificar dentes fissurados ou cúspides fracturadas. Também é útil no diagnóstico de casos em que a patose pulpar se estendeu à região perirradicular, causando periodontite apical. Dor ao morder - Periodontite apical. Dor ao soltar a força de mordida - Dente fracturado.[48,57,58]

6. Radiografias-

A radiografia é um dos instrumentos clínicos mais importantes para efetuar um diagnóstico. Permite o exame visual das estruturas orais que, de outra forma, não seriam visíveis a olho nu. Sem ela, o diagnóstico, a seleção de casos, o tratamento e a avaliação da cicatrização seriam impossíveis.

As radiografias podem conter informações sobre a presença de cáries que podem envolver ou ameaçar envolver a polpa. As radiografias podem mostrar a morfologia dos canais radiculares, a presença de cálculos pulpares, a reabsorção radicular interna ou externa, a calcificação ou obliteração da cavidade pulpar, o espessamento do ligamento periodontal, a reabsorção do cemento e a natureza e extensão da destruição óssea periapical e alveolar.

As limitações das radiografias incluem a sobreposição de estruturas anatómicas e a distorção da imagem devido a uma técnica radiográfica deficiente. A interpretação radiográfica é subjectiva. Além disso, a radiografia é uma imagem a duas dimensões de uma estrutura a três dimensões. Por conseguinte, os achados radiográficos devem ser correlacionados com o quadro clínico antes de se chegar a qualquer conclusão. [48,57,58]

7. Teste de polpa eléctrica

O teste elétrico da polpa é utilizado para determinar a vitalidade da polpa. O aparelho de teste da polpa eléctrica, ao testar a vitalidade da polpa, utiliza a estimulação nervosa. O objetivo é estimular a resposta pulpar submetendo o dente a um grau crescente de corrente eléctrica. Uma resposta positiva é uma indicação de vitalidade e ajuda a determinar a normalidade ou anormalidade da polpa. A ausência de resposta ao estímulo elétrico pode ser uma indicação de necrose pulpar. [48,57,58]

8. Ensaios térmicos

Estes testes envolvem a aplicação de frio e calor a um dente para determinar a sensibilidade às alterações térmicas.

a. Teste de calor

O teste de calor pode ser efectuado utilizando diferentes técnicas que proporcionam diferentes graus de temperatura. É utilizado ar quente, água quente, um polidor quente, guta-percha quente, composto quente ou qualquer instrumento que possa fornecer uma temperatura controlada ao dente. Um teste de calor não é um teste de vitalidade da polpa. Uma resposta anormal ao calor indica normalmente a presença de uma doença pulpar ou periapical que requer tratamento endodôntico.

b. Ensaio a frio

O frio pode ser aplicado de várias formas diferentes. Uma corrente de ar frio, um spray de cloreto de etilo, uma pastilha de cloreto de etilo, uma lasca de gelo envolvida em gaze húmida, lápis de gelo e/ou gelo seco são utilizados para o teste de frio. Uma resposta ao frio indica uma polpa vital, independentemente do facto de a polpa ser normal ou anormal. [48,57,58]

9. Teste de Anestesia-

Este teste é restrito a pacientes que estão com dor no momento do teste, quando os testes habituais não conseguiram identificar o dente.

A técnica é a seguinte: utilizando a infiltração ou a injeção intraligamentar, injetar o dente mais posterior na área suspeita de ser a causa da dor. Se a dor persistir depois de o dente ter sido completamente anestesiado, anestesiar o dente seguinte mesialmente e continuar a fazê-lo até a dor desaparecer. Se a dor não puder ser identificada como sendo de origem maxilar ou mandibular, é administrado um bloqueio alveolar inferior. A cessação da dor indica o envolvimento dos dentes mandibulares e a localização de um dente específico é efectuada pela injeção intraligamentar quando o anestésico se esgota. [48,57,58]

10. Cavidade de teste

A cavidade de teste envolve a remoção lenta do esmalte e da dentina para determinar a vitalidade da polpa. Sem anestesia e utilizando uma pequena broca redonda, o dentista remove a dentina a uma velocidade lenta. Se a polpa for vital, o paciente sentirá uma dor aguda rápida na junção dentina-esmalte ou pouco depois. Este teste determina com rapidez e exatidão a vitalidade da polpa. No entanto, este teste envolve a perfuração de uma estrutura dentária ou restauração. Por isso, é efectuado apenas quando outros métodos de diagnóstico falharam. Este teste é raramente utilizado. [48,57,58]

Dor de dentes não odontogénica:

Nem todas as dores de dentes são causadas por doença pulpar ou periodontal. Existem inúmeras fontes não odontogénicas que podem ser responsáveis pela dor sentida no dente. Quando o doente se apresenta com dor de dentes, o clínico deve determinar se a dor tem origem noutro local e se a dor referida resultante é sentida como dor de dentes. A dor só pode ser resolvida se a origem da dor for identificada e tratada. [7,19,]

Existem muitas estruturas da cabeça e do pescoço que podem produzir dores heterotópicas sentidas nos dentes. Estas dores heterotópicas ocorrem como efeitos secundários da sensibilização central ou da excitação de neurónios de segunda ordem produzidos por uma barragem constante de estímulos nociceptivos provenientes de estruturas profundas. As regras de diagnóstico para identificar a dor referida são:

1. A provocação local do local da dor não aumenta a dor.

2. A provocação local da fonte de dor aumenta a dor não só na fonte mas também no local.

3. A anestesia local no local da dor não diminui a dor.

4. A anestesia local na origem da dor diminui a dor não só na origem mas também no local.[1]

O passo mais importante para a identificação e tratamento adequados é suspeitar que a origem da dor de dente não está na polpa ou nas estruturas dentárias de suporte. Os principais identificadores da dor de dentes não odontogénica incluem:

1. Uma dor de dentes sem causa local adequada.

2. O bloqueio anestésico local do dente afetado não elimina a dor.

3. Dores de dentes múltiplas espontâneas.

4. Dores de dentes estimulantes, ardentes e não pulsáteis.

5. Dores de dentes constantes, incessantes e não variáveis.

6. Dores de dentes persistentes e recorrentes.

7. A dor de dentes não responde a uma terapia dentária razoável.[1,7]

Fontes de dor de dentes não odontogénica

1. Dor de dentes de origem miofascial

2. Dor de dentes de origem sinusal/mucosa nasal

3. Dor de dentes de origem neurovascular

4. Dor de dentes de origem neuropática

    a. Dor de dentes neuropática episódica

    b. Dor de dentes neuropática contínua

5. Dor de dentes de origem cardíaca

6. Dor de dentes de origem psicogénica

1. Dor de dentes de origem miofascial:

As dores de dentes miofaciais têm origem principalmente nos músculos masseter e temporal. As caraterísticas clínicas incluem:

- A dor é relativamente constante, surda, dolorosa e não pulsátil.
- A dor de dentes não é provocada por estímulos locais.
- A dor de dentes aumenta com a função muscular.
- São frequentemente referidas outras dores heterotópicas (por exemplo, cefaleias de tipo tensional).
- A presença de bandas firmes e hipersensíveis localizadas nos tecidos musculares (pontos de gatilho).
- O aumento da provocação dos pontos de gatilho aumenta a dor de dentes (dor heterotópica).

Uma boa compreensão da génese muscular da dor e do comportamento global das perturbações da dor músculo-esquelética é um pré-requisito para uma boa gestão destas queixas de dor de dentes.

2. Dor de dentes de origem sinusal/mucosa nasal:

A dor que surge na mucosa nasal em resultado de uma rinite viral ou alérgica é suscetível de se manifestar como dor referida ao longo do maxilar e dos dentes superiores sob a forma de dor de dentes. A dor de dentes pode também ser um sintoma de apresentação da sinusite maxilar. As caraterísticas clínicas incluem:

- Pressão sob os olhos.
- A dor aumenta quando se exerce pressão sobre o seio afetado.
- O dente é sensível à percussão.

- A dor de dentes aumenta quando se baixa a cabeça.

- A dor de dentes aumenta quando se pisa com força o calcanhar do pé.

- A anestesia local do dente não elimina a dor.

- O diagnóstico é confirmado por imagiologia adequada.

O tratamento eficaz da dor de dentes do seio nasal é conseguido através do controlo do seio infetado. Isto pode ser conseguido através da utilização adequada de antibióticos, descongestionantes, anti-histamínicos, agentes mucolíticos, agentes alfa adrenérgicos, corticosteróides e analgésicos.[1,47,59]

3. Dor de dentes de origem neurovascular:

As enxaquecas, com e sem aura, podem causar dor que é sentida como uma dor de dentes. As variantes neurovasculares, por vezes denominadas nevralgias enxaquecosas, podem produzir dores relativamente localizadas que se apresentam com a caraterística clínica de dor de dentes. As caraterísticas clínicas incluem:

- Uma dor de dentes intensa e frequentemente pulsante.

- A dor tem um comportamento temporal, periódico, com remissão completa entre os episódios.

- Frequentemente sentida num pré-molar ou canino maxilar.

- A dor de dentes pode ser imediatamente precedida por sintomas neurológicos focais (uma aura).

- A dor de dentes é acompanhada de fotofobia, fonofobia, orosmofobia.

- A provocação do dente não aumenta a dor.

- O efeito da anestesia local é imprevisível.

- História de outras perturbações neurovasculares

(enxaqueca).

- A toma de um comprimido de 50 mg de sumatriptano (Imitrex) reduz a dor de dentes.

O tratamento inclui a gestão da condição neurovascular. Os medicamentos prescritos são antidepressivos tricíclicos, tartarato de ergotamina, sumitriptano, bloqueadores beta, bloqueadores dos canais de cálcio e outros.

4. Dor de dentes de origem neuropática:

a. Dor de dentes neuropática episódica-

É semelhante à dor sentida na nevralgia paroxística. As caraterísticas clínicas incluem:

- A dor é grave, unilateral, lancinante e semelhante a um choque (dor paroxística) sentida num dente.

- Os episódios de dor são breves, durando apenas 5-10 segundos.

- Não há relatos de dor entre os episódios.

- A dor é provocada por uma estimulação periférica relativamente inócua de uma zona de gatilho. A zona de gatilho é normalmente um local extra-oral, como o lábio ou o queixo, mas pode ser o dente.

- Se o dente for a zona de gatilho, a estimulação repetida não produzirá a dor paroxística (precisa de tempo para o período de arrefecimento).

- A anestesia muito localizada do dente (injeção interligamentar) não reduzirá a dor, a não ser que seja também a zona de gatilho.

- A anestesia local na zona de gatilho (ou um bloqueio

do nervo) eliminará os episódios de dor paroxística e dor de dentes durante o período de anestesia.

O tratamento inclui o tratamento da dor nevrálgica.

b. Dor de dentes neuropática contínua-

Os tipos mais comuns de condições neuropáticas que podem produzir dor contínua sentida num dente são as dores nevrálgicas e as dores de surdeferentação. As caraterísticas clínicas da dor de dentes nevrálgica são as seguintes

- Dor persistente, não pulsátil, frequentemente ardente, sentida num dente.

  - A presença de outros sintomas neurológicos. (ou seja, parestesia, disestesia, anestesia)

  - Outros dentes podem parecer mortos ou estranhos.

  - O tecido gengival associado pode ser afetado.

  - O aparecimento da dor de dentes seguiu-se a uma infeção ou a um traumatismo (por exemplo, sinusite, cirurgia, etc.).

As caraterísticas clínicas da dor de dentes de deafferentation são as seguintes

  - Uma dor de dentes contínua que pode variar de intensidade mas está sempre presente.

- Mais comum nos molares e pré-molares superiores.

  - A localização da dor pode mudar ao longo do tempo, mas normalmente mantém-se na mesma distribuição nervosa.

  - Mais comum em mulheres de meia-idade com história de traumatismo na região dolorosa.

  - A dor não é alterada por provocação local.

- O efeito da anestesia local é imprevisível.

- A dor de dentes não responde às terapias dentárias.

Estas condições podem ser descritas como uma dor de dentes fantasma e também têm sido descritas como odontalgia atípica. Os critérios para a identificação de odontalgia atípica são os seguintes

- A dor é sentida num dente ou num local do dente (o canino e o pré-molar superiores são os mais frequentemente envolvidos).

- A dor é contínua ou quase contínua.

- A dor persiste durante mais de 4 meses.

- Não há sinais de causa local ou de dor referida.

- O bloqueio anestésico local do dente doloroso apresenta resultados ambíguos.

5. Dor de dentes de origem cardíaca:

A incidência de dor nos maxilares e nos dentes ocorre como uma manifestação secundária de dor cardíaca. Uma história de saúde completa é essencial quando se avalia esta dor de dentes heterotópica. As caraterísticas clínicas da dor de dentes cardíaca são as seguintes:

- Uma dor de dentes profunda e difusa que pode por vezes pulsar.

- A dor de dentes tem uma qualidade de pressão e ardor.

- A dor de dentes tem um comportamento temporal que aumenta com o esforço físico ou o exercício.

- A dor de dentes está associada a dor no peito, dor anterior no pescoço e/ou dor no ombro.

• A provocação local do dente não altera a dor.

• O doente tem uma história prévia de doença cardiovascular.

• A dor é reduzida com nitroglicerina sublingual.

Em caso de suspeita de dor de dentes de origem cardíaca, é obrigatório o encaminhamento imediato para o pessoal médico adequado.[1,60]

6. Dor de dentes de origem psicogénica:

Por vezes, um doente pode referir sintomas de dor de dentes que não parecem enquadrar-se em nenhuma categoria clínica de dor orofacial. Neste caso, deve pensar-se na possibilidade de perturbações somatoformes da dor. As caraterísticas clínicas são as seguintes:

- Não existe uma fonte identificável de dor.

• Há uma falta de resposta a um tratamento dentário razoável.

• A dor é relatada em muitos dentes e/ou noutros locais.

• A dor salta de dente para dente ou para outros locais.

• Existe um desvio geral dos padrões normais ou fisiológicos da dor.

• A resposta à terapêutica é invulgar e inesperada.

• A dor de dentes muda espontaneamente de intensidade e de qualidade.

• O doente apresenta um comportamento de dor crónica.

• As caraterísticas clínicas não se enquadram em nenhuma das outras condições de dor.

As perturbações somatoformes da dor são perturbações mentais e são melhor tratadas por um psicólogo ou psiquiatra.

Dor na mucosa oral:

A dor oral relacionada com distúrbios da mucosa é uma manifestação direta de alterações do epitélio da mucosa. Estas alterações são observadas intra-oralmente como formação de vesículas, ulcerações, erosões, eritema, pseudomembranas e/ou hiperqueratose, com hiperalgesia da mucosa afetada.

A dor de origem mucosa é contínua. É normalmente descrita como uma sensação de dor, formigueiro, dor e ardor. Pode ser provocada pela exposição a estímulos térmicos, mecânicos e químicos e responde normalmente à aplicação de um anestésico tópico ou local no local da dor.

As afecções dolorosas da mucosa oral podem ser localizadas ou generalizadas em toda a cavidade oral e/ou orofaringe. Podem desenvolver-se na sequência de uma infeção (bacteriana, viral ou fúngica), de um processo reativo (traumatismo, alergia, iatrogenia) ou de uma displasia.[1,7,19,47]

Estomatite aftosa recorrente (EAR):

A EAR é a doença ulcerosa mais comum da cavidade oral, sendo responsável por 90% das úlceras orais observadas na prática dentária.

Sinónimos

Úlceras aftosas

Fissuras

Tipos-

1. Afta menor (afta de Mikulicz)

2. Aphthe major (doença de Sutton)

3. Aftas herpetiformes

Etiologia-

A etiologia exacta da EAR é desconhecida. Os factores precipitantes incluem certos alimentos, traumatismos, stress, hormonas, deficiências nutricionais ou hematínicas.

Fisiopatologia

Estudos sugerem que a EAR é uma doença imunopática que envolve uma atividade citológica mediada por células que leva à diminuição da integridade dos tecidos.

Caraterísticas clínicas-

Independentemente do tipo de EAR, as úlceras estão confinadas à mucosa não queratinizada. As lesões podem aparecer solitárias ou múltiplas, apresentando-se como uma ulceração amarela com bordo eritematoso. As lesões duram tipicamente 7 a 10 dias, seguidos de cicatrização. A dor é contínua e descrita como ardor e dor, com uma dor desproporcionada em relação ao tamanho da úlcera.

Tratamento

O tratamento da EAR é paliativo e sintomático. Durante o episódio de dor, os anestésicos tópicos podem ser úteis. São administrados outros agentes tópicos, tais como esteróides tópicos, tetraciclinas tópicas e bochechos de clorexidina. Em casos graves, são utilizados corticosteróides orais, dapsona, pentoxifilina e talidomida.[1,4,7,19,47,49,61]

Gengivoestomatite herpética:

O vírus do herpes simplex é uma infeção viral aguda que pode envolver a cavidade oral.

Tipos-

Gengivoestomatite herpética primária

Secundário / Gengivoestomatite herpética recorrente

Etiologia-

É causada por uma infeção devida a duas estirpes distintas do vírus do herpes hominis, HSV-1 ou HSV-2

Fisiopatologia

O período de incubação varia entre vários dias e 2 semanas após a exposição. Uma erupção vesiculo-ulcerativa ocorre então nos tecidos orais e periorais no local primário de inoculação. Após a resolução da gengivoestomatite herpética primária, o vírus migra, através de um mecanismo desconhecido, para o gânglio trigémeo, onde permanece num estado latente ou quiescente. A reativação do vírus pode seguir-se à exposição ao frio, a traumatismos ou ao stress, conduzindo a lesões secundárias.

Caraterísticas clínicas-

A gengivoestomatite herpética primária ocorre em pessoas que não foram previamente expostas ao vírus. Apresenta-se inicialmente com uma inflamação gengival dolorosa, grave e generalizada, seguida de vesículas orais, acompanhada de manifestações sistémicas, incluindo febre, mal-estar e linfadenopatia. Após a infeção inicial, o vírus permanece latente ou adormecido no gânglio trigémeo. A reativação causa estomatite herpética secundária ou recorrente, que se apresenta como erupções vesiculares dolorosas, normalmente na mucosa queratinizada. Estas erupções podem ser precedidas por sensações prodrómicas de formigueiro ou ardor. As vesículas são rapidamente rompidas, resultando numa ulceração amarela com bordos eritematosos. A cicatrização ocorre dentro de 1 a 4 dias.

Tratamento

O tratamento da gengivoestomatite herpética primária é de suporte (fluidos, nutrição e analgesia). Para a estomatite herpética recorrente, o pencyclovir tópico e o valaciclovir oral (2 g duas vezes por dia) diminuem a gravidade e a duração do surto. Outras condições incluem docosanol tópico e aciclovir oral.[1,4,7,19,47,49]

Doença Periodontal Necrotizante:

A doença periodontal necrosante engloba tanto a gengivite ulcerativa necrosante (NUG) como a periodontite ulcerativa necrosante (NUP), dependendo da condição presente com ou sem perda de inserção.

Etiologia-

Embora os agentes causadores precisos sejam desconhecidos, o stress emocional, o consumo de tabaco, a má higiene oral, o trauma local, a fadiga e a imunidade deficiente predispõem o indivíduo para a doença periodontal necrosante.

Fisiopatologia

A doença periodontal necrosante é originalmente referida como uma doença fusospiroquetal, uma vez que o exame microscópico ligeiro e de campo escuro revelou a presença de espiroquetas e bactérias fusiformes em raspagens de lesões. Mais recentemente, a P intermedia tem sido implicada, juntamente com espécies de treponema, fusobacterium e selenoma.

Caraterísticas clínicas-

A doença apresenta-se como uma gengiva continuamente dolorosa, eritematosa e edematosa, com erosão da papila interdentária, frequentemente coberta por uma pseudomembrana necrótica cinzenta. É comum um odor fétido e podem estar presentes factores sistémicos como mal-estar e febre baixa. As lesões podem ocasionalmente espalhar-se para outras áreas da mucosa oral como estomatite ulcerativa necrotizante ou noma.

Tratamento-

O tratamento consiste em desbridamento mecânico, terapia antibiótica, ou seja, enxaguamento com clorexidina, metronidazol, tetraciclina e/ou doxiciclina e gestão da doença periodontal subjacente. [4,7,19,47,49,52]

Candidíase oral:

A candidíase oral representa condições inflamatórias causadas pela infeção do fungo leveduriforme do género Candida.

Etiologia-

A causa mais comum de candidíase oral é a espécie candida albicans. A infeção pode ocorrer devido a alterações na flora bacteriana causadas por antibióticos, falta de saliva ou condições que prejudicam a função imunitária local ou sistémica, por exemplo, diabetes, vírus da imunodeficiência humana, etc.

Tipos-

1. Candidíase oral primária

   a. Aguda

      • Pseudomembranoso

      • Eritematoso

   b. Crónica

      • Pseudomembranoso

      • Eritematoso

      • Em forma de placa

      • Nodular

c. Lesões associadas a Candida

- Estomatites de dentadura

- Queilite angular

- Glossite romboide mediana

2. Candidíase oral secundária

Caraterísticas clínicas

A candidíase pseudomembranosa aguda é a forma mais comum, afectando qualquer superfície da mucosa intra-oral, apresentando-se com placas brancas superficiais, tipo coalhada, que podem ser limpas, sobrepondo-se a uma superfície eritematosa, erodida ou ulcerada. A candidíase atópica aguda é mais dolorosa, com lesões erodidas rodeadas por tecido inflamado, com sintomas que incluem ardor oral e disfagia. A candidíase atópica crónica apresenta-se eritematosa e edematosa com superfície papular. As lesões ocorrem nas cristas edêntulas ou no palato, frequentemente sob dentaduras. A candidíase hiperplásica crónica resulta em lesões nodulares duras brancas e/ou vermelhas que não podem ser limpas.

Tratamento

A candidíase oral pode ser tratada com medicamentos tópicos, incluindo clorexidina para bochecho, nistatina para bochecho ou pomada, ou clotrimazol para bochecho. Nos casos refractários ou nos imunocomprometidos, são utilizados medicamentos sistémicos, que incluem o fluconazol, o cetoconazol e o itraconazol.

Cancro:

A dor causada pelo cancro pode resultar da sua progressão, concomitante ou subsequente ao seu tratamento, ou de doença recorrente ou não controlada após o tratamento. A dor provocada pelo cancro pode ser devida a ulcerações e infecções. Pode dever-se à estimulação das terminações nervosas da mucosa e da submucosa e também à infiltração tumoral de nervos periféricos. A dor causada pelo cancro pode ser sentida no local primário, pode ser remetida para outro local, ou ambos.

Quadro 9: Dor de cabeça, pescoço e oral em doentes com cancro[62]
Dor devido a um tumor
• Perda da barreira epitelial; ulceração; exposição dos nervos
• Necrose tumoral; infeção secundária
• Quimiossensibilização dos nervos; pressão sobre os nervos
• Infiltração tumoral nos ossos, músculos, nervos e vasos sanguíneos
• Exacerbação de doença dentária ou periodontal
Dor devido à terapia do cancro
• Dor após a cirurgia
• Ferimento cirúrgico agudo
• Infeção secundária
• Síndromes miofasciais ou músculo-esqueléticas
• Neuroma; dor de deafferentação
Dor devido a radioterapia
• Mucosite
• Necrose dos tecidos moles ou dos ossos
• Síndromes miofasciais ou músculo-esqueléticas
• Exacerbação de doença dentária ou periodontal
Dor devido a quimioterapia
• Mucosite
• Neuropatia periférica
• Infeção
• Exacerbação de doença dentária ou periodontal
Dor não relacionada com o cancro ou com a terapia do cancro

CAPÍTULO 6E

PERTURBAÇÕES TEMPOROMANDIBULARES

As desordens temporomandibulares (DTMs) têm sido identificadas como uma das principais causas de dor não dentária na região orofacial.[7] O termo *desordens temporomandibulares* (DTMs) é um termo coletivo que engloba um número de problemas clínicos que envolvem os músculos mastigatórios, as articulações temporomandibulares (ATMs) e estruturas associadas, ou ambos. Estas perturbações são caracterizadas por:

(1) Dor facial na região das ATMs e/ou músculos da mastigação

(2) Limitação ou desvio dos movimentos mandibulares

(3) Os sons da ATM durante o movimento e a função da mandíbula.[4]

Etiologia:

1. Trauma

O trauma é descrito como qualquer força aplicada às estruturas de mastigação que exceda a carga fuccional normal. Devem ser considerados dois tipos de trauma: macrotrauma e microtrauma.[1,7]

Macrotrauma

O macrotrauma é considerado qualquer força súbita sobre a articulação que possa resultar em alterações estruturais. O macrotrauma pode ser subdividido em dois tipos: Trauma direto e Trauma indireto

Trauma direto

Existe um consenso geral de que o traumatismo direto da mandíbula ou da ATM produz lesões e é acompanhado de perto por sinais e sintomas de inflamação.

Se o traumatismo ocorrer quando os dentes estão separados (traumatismo de boca aberta), o côndilo pode ser subitamente deslocado da fossa. Este movimento súbito do côndilo é resistido pelos ligamentos. Se a força for maior, os ligamentos aumentam de tamanho, o que pode comprometer os mecanismos normais do côndilo-disco. O macrotrauma também pode ocorrer quando os dentes são fechados entre si (trauma de boca fechada). Nessa condição, a intercuspidação dos dentes mantém a posição da mandíbula, resistindo ao deslocamento da articulação. O trauma de boca fechada é, portanto, menos lesivo ao complexo côndilo-disco.

As causas de trauma direto incluem uma pancada súbita no queixo, uma lesão acidental devido a uma queda de um veículo motorizado, uma grande abertura da boca durante um ato como o bocejo e causas iatrogénicas como procedimentos dentários prolongados, extracções de terceiros molares, etc.

Trauma indireto

O trauma indireto refere-se a uma lesão que pode ocorrer na ATM secundária a uma força súbita, mas que não ocorre diretamente na mandíbula. O tipo mais comum de trauma indireto relatado está associado a uma lesão de extensão/flexão cervical (lesão por efeito de chicote). Embora a literatura reflicta a associação entre a lesão por efeito de chicote e os sintomas de perturbações da ATM, ainda não existem dados sobre a natureza exacta desta relação.

Microtrauma

O microtrauma refere-se a qualquer pequena força que é repetidamente aplicada às superfícies articulares durante um longo período de tempo. O tecido conjuntivo fibroso denso que cobre as superfícies articulares das articulações pode tolerar bem as forças de carga. No entanto, se a carga exceder os limites funcionais do tecido, podem ocorrer alterações e danos irreversíveis.

Os hábitos parafuncionais, como o cerrar dos dentes, o ranger dos dentes, o morder dos lábios e a postura anormal da mandíbula, são comuns e, normalmente, são as causas do microtrauma.

2. Factores anatómicos:

Esquelético-

Os factores esqueléticos compreendem relações biomecânicas adversas que podem ser de origem genética, de desenvolvimento ou iatrogénica. As malformações esqueléticas graves, as discrepâncias interarcos e intraarcos e as lesões dentárias passadas podem desempenhar um papel nas DTM. Uma eminência articular íngreme também tem sido proposta como fator etiológico no desarranjo interno da ATM.

Relações Oclusais-

As caraterísticas oclusais, tais como contactos posteriores funcionais e não funcionais e discrepâncias entre a posição de contacto retruída e a posição intercuspídea, têm sido normalmente identificadas como factores predisponentes, iniciadores e perpetuadores das DTM. O overjet extenso, a sobremordida extensa, a mordida cruzada e as alterações nas dimensões verticais estão associadas a sintomas de DTM.

3. Factores fisiopatológicos:

Factores sistémicos

Estas incluem doenças degenerativas, endócrinas, infecciosas, metabólicas, neoplásicas, neurológicas, reumatológicas e vasculares. Os factores sistémicos podem atuar simultaneamente a nível central e local. Estas patologias devem, em geral, ser tratadas em cooperação com o médico de cuidados primários do doente ou outro médico especialista.

Factores locais

Os factores fisiopatológicos locais das DTMs, como a eficiência mastigatória, parecem ser multifactoriais. A eficiência mastigatória é melhorada por um maior número de unidades mastigatórias e menos de cinco dentes posteriores em falta. O limiar para a mastigação prejudicada é de menos de três unidades mastigatórias posteriores. Para além disso, a força de mastigação é também influenciada pelo sexo, idade e níveis de dor.

Foi sugerido que as alterações na viscosidade do líquido sinovial e a lubrificação inadequada podem iniciar o estalido e o desarranjo da ATM. A degeneração de várias enzimas e outros subprodutos metabólicos, bem como o tipo de transmissores que causam dor, inflamação e degeneração na ATM.

A pressão intracapsular também pode afetar as DTM. Com o movimento da articulação, a pressão alternada actua como uma bomba para a lubrificação da articulação, nutrição, fornecimento de sangue, administração de medicamentos, remoção de resíduos e até mesmo para o crescimento do côndilo. Assim, qualquer interrupção através de imobilização ou apertamento prolongado pode fazer avançar uma DTM.

As hormonas femininas têm sido mencionadas como tendo um papel na doença da ATM. As mulheres apresentam uma pressão intra-articular mais elevada do que os homens, o que pode permitir mais isquemia, fricção do disco ou prolongamento da sinovite inflamatória crónica.

A aderência por fricção do disco também foi proposta como causa do desarranjo interno da ATM. Nos distúrbios de desarranjo do disco, também é relatada a progressão para osteoartrite.

4. Factores genéticos:

Existe uma relação entre o polimorfismo da catecol-O-metil transferase (COMT), a sensibilidade à dor e o risco de desenvolvimento de DTM. Foram identificadas três variantes genéticas do gene que codifica a COMT e designadas como baixa sensibilidade à dor, sensibilidade média à dor e alta sensibilidade à dor.[1,7]

Tipos de dores na ATM:

A artralgia proveniente das ATMs pode ser classificada em:

1. Dores nos ligamentos (desarranjo interno)

2. Dor retrodiscal

3. Capsulite e sinovite

4. Dores artríticas

1. Dor ligamentosa (doença interna):

O desarranjo interno corresponde a alterações na relação disco-côndilo. É a artropatia mais comum da ATM, que se caracteriza por uma deslocação anterior progressiva associada a uma capsulite da ATM e à dor, à sensibilidade e ao inchaço da articulação que a acompanham.

Tradicionalmente, o desarranjo interno da ATM tem sido descrito como uma doença progressiva com uma história natural que pode ser classificada em quatro fases clínicas consecutivas:

Primeira fase - Deslocação do disco com redução

Segunda fase - Deslocação do disco com redução e bloqueio intermitente

Terceira fase - Deslocação do disco sem redução (bloqueio fechado)

Estádio quatro - Deslocação do disco sem redução e com perfuração do disco ou do tecido de fixação posterior (doença articular degenerativa)

Primeira fase-

A primeira fase é caracterizada clinicamente por estalidos recíprocos resultantes da deslocação anterior do disco com redução. A caraterística clínica da deslocação do disco com redução é a abertura limitada da boca, normalmente acompanhada por um desvio da mandíbula para o lado afetado, até ocorrer um estalido ou clique (redução). Após o estalido, o doente é capaz de abrir completamente a boca com uma posição da mandíbula na linha média. Os artrogramas mostram uma deslocação anterior do disco em oclusão cêntrica, mas o disco está normalmente localizado na posição de boca aberta.

Segunda fase-

A fase dois apresenta todas as caraterísticas acima mencionadas, mais episódios adicionais de abertura limitada da boca, que podem durar vários períodos de tempo. Os doentes podem descrever esta situação como "bater numa obstrução" quando tentam abrir a boca. A "obstrução" pode desaparecer espontaneamente ou o doente pode ser capaz de manipular a mandíbula para além da interferência. Em termos artrográficos, a fase dois é semelhante à fase um.

Terceira fase

O bloqueio fechado (deslocamento do disco sem redução) ocorre quando os ruídos de estalido desaparecem mas a abertura limitada persiste. O doente queixa-se de dor na ATM e de abertura limitada crónica, sendo a abertura normalmente inferior a 30 mm. O exame revelará sensibilidade pré-auricular e desvio da mandíbula para o lado afetado com a abertura da boca e movimentos protrusivos. A dor na ATM pode acompanhar o movimento da borda.

O exame artrográfico e a ressonância magnética mostram uma deslocação anterior do disco tanto na posição de oclusão cêntrica como na posição de abertura máxima da boca. Também pode ser evidente uma translação condilar limitada. Em episódios crónicos de bloqueio fechado, se a condição progredir, o côndilo pode empurrar o disco para a frente de forma constante para alcançar intervalos quase normais de abertura da boca, apesar da presença de um disco não redutor.

Quarta fase

Com a continuação da função mandibular, a fixação posterior esticada perde lentamente a sua elasticidade e o doente começa a recuperar alguma da amplitude de movimento perdida. Como o tecido retrodiscal continua a ser esticado e carregado, fica sujeito a afinamento e perfuração. Estudos anatómicos demonstraram que este tecido pode remodelar antes de sucumbir, mal adaptado à carga funcional, e perfurar. Além disso, os artrogramas demonstraram que o crepitar articular é altamente sugestivo, mas claramente não patognomónico, de perfuração discal. Embora seja frequentemente classificada como caraterística de uma fase final separada, a remodelação dos tecidos duros ocorre provavelmente em todas as fases. Clinicamente, a osteoartrose pode ser diagnosticada porque a remodelação ocorre frequentemente de forma unilateral, os sintomas parecem agravar-se com o passar do dia, a crepitação, distinta do estalido, está muitas vezes presente e a evidência radiográfica é frequente (por exemplo, achatamento, esclerose, osteófitos, erosão).[63,64,65]

2. Dor Retrodiscal:

O tecido retrodiscal vital não está sujeito a lesões em condições normais de função mandibular. Se ocorrer uma invasão do côndilo, pode ocorrer uma inflamação. Esta é marcada por um inchaço extenso, extravasamento de líquido inflamatório para os espaços sinoviais e dor, especialmente quando o côndilo pressiona o tecido inchado durante a máxima intercuspidação. O traumatismo da mandíbula pode, portanto, induzir uma retrodiscite aguda. Assim, a possibilidade de retrodiscite aguda deve ser considerada em incidentes traumáticos que envolvam a mandíbula, tanto com como sem fratura.

Os sintomas clínicos pelos quais a dor retrodiscal aguda pode ser reconhecida são os seguintes

    a. A dor acentua-se ao apertar os dentes em máxima intercuspidação.

    b. Esta dor é diminuída ao morder contra um separador que impede a intercuspidação dos dentes, reduzindo assim as forças nos tecidos retrodiscais.

    c. A dor é acentuada pelo movimento excursivo ipsilateral forçado da mandíbula.

    d. A dor não é induzida pela protrusão resistida da mandíbula.

    e. A disfunção pode manifestar-se como uma má oclusão aguda na posição de oclusão em repouso.

    f. Podem ser observados efeitos excitatórios centrais secundários.[1]

3. Capsulite e sinovite:

A inflamação do ligamento capsular pode manifestar-se com inchaço e dor contínua localizada na articulação. Os movimentos que esticam o ligamento capsular causam dor com a consequente limitação do movimento. Uma inflamação significativa pode aumentar o volume do líquido articular. Quando isto ocorre, pode observar-se uma mordida aberta posterior ipsilateral secundária à deslocação inferior do côndilo. Da mesma forma, a inflamação devida a traumatismo ou função anormal pode afetar o tecido retrodiscal. O edema nesta área pode causar uma deslocação anterior do côndilo e uma má oclusão aguda com limitação dolorosa dos movimentos mandibulares.

A membrana sinovial altamente inervada e vascularizada digere os detritos e os mediadores da dor libertados pela degradação da cartilagem. Quando esta capacidade é ultrapassada, surge a inflamação (sinovite aguda). A inflamação da membrana sinovial é um sinal precoce de DAD. Foram identificados mediadores inflamatórios e da dor no líquido sinovial da ATM. Pensa-se que a decomposição química dos subprodutos degenerativos estimula a produção de mediadores da inflamação e da dor (prostaglandina E2 e leucotrieno B4, entre outros) através da cascata do ácido araquidónico. A prostaglandina E2 é um potente vasodilatador e o leucotrieno B4 atrai células inflamatórias. A sua presença cria dor aguda na sinovite e estimula danos adicionais causados por citocinas e proteases.

Critérios de diagnóstico para sinovite e capsulite-

a. Dor localizada na ATM exacerbada pela função, reproduzida clinicamente com carga ou palpação da articulação.

b. Sem alterações osteoartríticas extensas na imagiologia de tecidos duros.[7,66]

4. Artrite da ATM:

A artrite da ATM tem várias etiologias: frequentemente OA e artrite reumatoide (AR) e menos frequentemente infecciosa, metabólica (gota) ou imunológica (espondilite anquilosante, lúpus). A DJD, também conhecida como OA, tem uma patogénese multifatorial que inclui insultos biomecânicos, bioquímicos, inflamatórios e imunológicos. O stress mecânico excessivo e repetitivo tem sido implicado. Os mediadores inflamatórios e os produtos residuais podem desempenhar um papel na DJD. Os estados inflamatórios causam alterações na viscosidade do líquido sinovial, o que altera a sua capacidade de nutrir a cartilagem articular, alterando assim o metabolismo da cartilagem.

A OA é classificada como primária (sem factores predisponentes conhecidos) ou secundária (associada a anomalias ou lesões conhecidas). Os sintomas da OA primária começam na quinta ou sexta década de vida. A OA secundária produz sintomas numa idade mais precoce.

Ao contrário das outras artrites, os sintomas da OA não estão necessariamente presentes noutras articulações. Os doentes que sofrem de OA queixam-se de dor crescente durante o aumento da função e da carga ao longo do dia. As articulações são sensíveis e apresentam uma diminuição da amplitude de movimento. A crepitação pode indicar perda de cartilagem articular. Os doentes podem ter dor referida à região da cabeça e do pescoço. A radiografia pode revelar estreitamento do espaço articular, formação de osteófitos, achatamento da cabeça do côndilo e quistos ósseos subcondrais.

Na articulação osteoartrítica, verifica-se um amolecimento progressivo e a perda de cartilagem, o que se designa por condromalácia (amolecimento da cartilagem articular) da ATM. Pensa-se que os microtraumas repetidos relacionados com o stress (ou seja, o bruxismo) acabam por sobrecarregar as cartilagens articulares da articulação, levando à compressão e ao corte da cartilagem. A lesão dos condrócitos estimula a libertação de enzimas proteolíticas e outras colagenases. Eventualmente, há perda de água e perda de resistência da cartilagem.

Os quatro estádios da OA da ATM baseiam-se na quantidade de degeneração da cartilagem e no grau de sinovite. Na fase 2, a fase inicial, os doentes podem referir dor e limitação da amplitude de movimentos. Pode ocorrer ruído articular devido à deslocação ou perfuração do disco. Isto continua nas fases mais avançadas e os doentes podem desenvolver crepitação secundária à exposição óssea. A dor e a formação de aderências resultam numa limitação do movimento articular.

A AR é uma doença inflamatória sistémica crónica que afecta as articulações e outros órgãos. Existe também uma forma infantil, a AR juvenil. A etiologia é desconhecida, mas foi identificado um componente autoimune (fator reumatoide). Dos doentes que testam positivo para o fator reumatoide, 50% a 75% desenvolverão envolvimento da ATM. A idade de início é mais jovem (quarta a sexta década) do que a observada na OA. Em contraste com a OA, os doentes com AR têm tipicamente rigidez matinal que dura mais de uma hora, mas referem uma melhoria da mobilidade com função ao longo do dia. Queixam-se de dor pré-auricular profunda e surda que piora com a função. Os doentes podem também referir febre, mal-estar e fadiga. Eventualmente, registar-se-á uma diminuição da mobilidade da mandíbula, destruição da articulação e anquilose fibrosa. Os doentes podem evoluir para perda de altura do ramo mandibular, retrognatismo e mordida aberta. [166]

A hiperuricemia ou gota é uma doença artrítica em que um aumento da concentração de urato no soro precipita cristais de urato (urato monossódico monohidratado) em determinadas articulações. As extremidades distais são as mais frequentemente afectadas, estando o dedo grande do pé envolvido em 90% das vezes. A gota é uma doença que afecta principalmente os adultos do sexo masculino. Um fator genético parece estar envolvido nesta doença. Um teste laboratorial sérico pode ser utilizado para diagnosticar a hiperuricemia.

A artrite psoriática é uma condição inflamatória que afecta aproximadamente 6% dos doentes com psoríase. Uma vez que a psoríase ocorre em apenas 1,2% da população em geral, esta não é uma artrite comum da ATM. Os doentes referem normalmente uma história de lesões cutâneas psoriáticas crónicas, o que ajuda a estabelecer o diagnóstico. Embora esta doença possa aparecer clinicamente como artrite reumatoide, os testes serológicos para os factores RH são negativos. As alterações radiográficas associadas à osteoartrose são comuns.

Imagiologia da articulação temporomandibular[67] :

Radiografia convencional-

O primeiro método radiológico de diagnóstico para análise óssea foi a técnica de raios X convencional com diferentes angulações e rotações da cabeça do doente em direção ao feixe de raios X, para evitar a sobreposição da articulação oposta. O posicionamento inadequado dos raios X, devido às variações anatómicas das estruturas ósseas da articulação, resultava frequentemente em distorção da imagem. As técnicas utilizadas são as projecções transcraniana, transfaríngea, transorbital e de Towne invertida. As projecções oblíquas são utilizadas para demonstrar a distorção da cabeça articular. A projeção póstero-anterior é utilizada quando se pressupõe uma fratura do côndilo do pescoço. As técnicas radiológicas convencionais, para além das estruturas ósseas, não são capazes de demonstrar tecidos moles como a cartilagem e o disco da ATM. As técnicas radiográficas convencionais são inadequadas para a avaliação dos distúrbios da motilidade e da dinâmica da ATM, pois não permitem a padronização da abertura da boca durante a obtenção das imagens.

Tomografia convencional-

Esta técnica inclui a determinação da angulação horizontal e vertical do côndilo no posicionamento do doente para a imagiologia. A imagiologia inclui a boca aberta e fechada. Esta técnica permite uma descrição radiológica muito boa das alterações ósseas da ATM.

Estas técnicas são utilizadas quando está presente uma patologia óssea, como por exemplo

a) Traumatismo da ATM

b) Anomalias de desenvolvimento (hipoplasia, hipertrofia, malformação do côndilo)

c) Doenças inflamatórias

d) Tumores (osteoplásticos ou osteolíticos)

e) Doenças degenerativas

Artrografia

A artrografia é um método de injeção de meios de contraste. Com esta técnica, a estrutura interna da articulação, bem como o disco articular, são bem demonstrados. Estão a ser utilizadas três técnicas:

a) Demonstração do espaço articular da ATM inferior com monocontraste (contraste iodado)

b) Demonstração do espaço articular superior e inferior com duplo contraste (contraste iodado + ar)

c) Demonstração do espaço articular superior e inferior com monocontraste (contraste iodado)

Os elementos que podem ser avaliados por artrografia são a

anatomia óssea, a posição, o tamanho ou a forma do disco, a presença de disco perfurado, a redução do disco para a posição normal, a deslocação do disco sem redução, a anatomia dinâmica e o movimento da articulação.

A artrografia nunca foi muito utilizada e era o método de imagem definitivo nos pacientes em que o diagnóstico de ATM interna não era possível por outros métodos de imagem. A artrografia foi também utilizada em dilemas de diagnóstico e no planeamento preciso da cirurgia.

Ortopantomografia-

A técnica de ortopantomografia demonstrou muito bem as estruturas ósseas da ATM e é um método de rastreio de desarranjos da articulação interna. É o método de eleição para:

1. Deteção de alterações ósseas degenerativas

2. Diagnóstico de alterações patológicas inespecíficas

3. Classificação do grau de alterações patológicas

4. Avaliação das medidas terapêuticas adoptadas

5. Técnica de diagnóstico primário da ATM (fracturas, quistos, tumores, inflamação, aplasia, hipoplasia, hiperplasia e alterações degenerativas)

A anatomia radiológica da ATM na ortopantomografia não revela o estado funcional da articulação. A ortopantomografia é inadequada para a deteção precoce de erosões ósseas supra-articulares.

Tomografia computorizada-

A introdução da tomografia computorizada (TC) na prática clínica e no diagnóstico das perturbações da ATM permitiu uma melhor delimitação das estruturas anatómicas da articulação devido à ausência de sobreposição de tecidos. A TC permitiu a reconstrução no plano coronal e sagital. A tomografia computorizada é excelente na demonstração das estruturas ósseas da ATM, enquanto o disco não pode ser demonstrado sem a artrografia por TC, o que implica a injeção de meios de contraste na articulação. A tomografia computorizada é excelente na demonstração da remodelação da estrutura óssea no doente com desarranjos internos da articulação, que normalmente se encontram em casos de alterações degenerativas.

CAPÍTULO 6F

PERTURBAÇÕES MÚSCULO-DOLOROSAS

As perturbações musculares que envolvem os músculos mastigatórios são análogas às perturbações dos músculos esqueléticos de todo o corpo.[7,72] É a causa mais frequente de desconforto na cabeça e no pescoço. A dor muscular tem origem nos músculos esqueléticos, nos tendões e na fáscia.[1] Os mecanismos subjacentes à dor nos músculos mastigatórios incluem a utilização excessiva de um músculo normalmente perfundido ou a isquemia de um músculo normalmente em funcionamento, reflexos simpáticos que produzem alterações no fornecimento vascular e no tónus muscular e alterações nos estados psicológicos e emocionais.[72] Na zona isquémica do músculo, são libertadas certas substâncias algogénicas, por exemplo, bradicininas e prostaglandinas, que provocam dores musculares.[1]

A dor muscular é normalmente sentida como uma sensação de dor não pulsátil, variável e baça, por vezes com um carácter aborrecido. Este desconforto de fundo mais constante pode aumentar ou ser pontuado por dores lancinantes mais agudas e graves que ocorrem espontaneamente e em resposta a alongamentos, contracções, manipulações ou palpação manual. Por vezes, a dor não é mais do que uma sensação de pressão. Noutras ocasiões, a dor pode atingir uma intensidade excruciante. Do ponto de vista clínico, as perturbações dos músculos mastigatórios não são todas iguais. Existem pelo menos seis tipos diferentes. São eles:

1. Co-contração protetora (tala muscular)
2. Dor muscular local
3. Dor miofacial
4. Mioespasmo

5. Mialgia crónica mediada centralmente

6. Fibromialgia[1]

Co-contração protetora (Splinting muscular):

A co-contração protetora é a resposta inicial de um músculo a uma alteração sensorial ou propriceptiva ou a uma lesão ou ameaça de lesão. Esta resposta tem sido designada por *co-contração muscular protetora* ou *coactivação*. A co-contração é um fenómeno comum e pode ser observada durante muitas actividades funcionais normais. Na presença de alterações sensoriais ou de dor, os grupos musculares antagónicos parecem disparar durante o movimento, numa tentativa de proteger a parte lesionada. Assim, a dor sentida no sistema mastigatório pode produzir uma co-contração protetora dos músculos mastigatórios. Clinicamente, isto resulta num aumento da atividade dos músculos de abertura da mandíbula durante o fecho da boca, bem como num aumento da atividade dos músculos de fecho durante a abertura da boca. A co-contração protetora não é uma condição patológica, mas uma resposta fisiológica normal do sistema músculo-esquelético.

Causa

Os seguintes eventos são responsáveis pela cocontracção protetora:

1. Alteração das informações sensoriais ou proprioceptivas
2. A presença de dor profunda constante
3. Aumento do stress emocional

Caraterísticas clínicas-

As seguintes caraterísticas clínicas estão presentes na co-contração protetora:

1. Disfunção estrutural: diminuição da amplitude de movimento, mas o doente consegue atingir uma amplitude relativamente normal quando solicitado a fazê-lo

2. Dor mínima em repouso

3. Aumento da dor com função

4. Uma sensação de fraqueza muscular

Tratamento definitivo

É importante lembrar que a co-contração protetora é uma resposta normal do SNC e, portanto, não há indicação para tratar a condição muscular em si. Em vez disso, o tratamento deve ser direcionado para o motivo da co-contração. Quando a co-contração resulta de um traumatismo, o tratamento definitivo não é indicado porque a causa já não está presente. Quando a co-contração resulta da introdução de uma restauração mal ajustada, o tratamento definitivo consiste em alterar a restauração para harmonizar com a oclusão existente. Se a cocontracção for o resultado de uma fonte de dor profunda, a dor deve ser tratada adequadamente. Se a causa for um aumento do stress emocional, deve ser instituída uma gestão adequada do stress, tal como técnicas de autorregulação física (PSR).[74]

Terapia de apoio-

Quando a causa da co-contração protetora é uma lesão tecidular, a terapia de apoio é frequentemente o único tipo de tratamento. Começa por instruir o doente a restringir o uso da mandíbula a limites indolores. Pode ser recomendada uma dieta leve até que a dor diminua. Pode ser indicada medicação para a dor a curto prazo (anti-inflamatórios não esteróides [AINEs]). Também podem ser iniciadas técnicas simples de PSR. No entanto, geralmente não são indicados exercícios musculares ou outras terapias físicas. A cocontracção é normalmente de curta duração; se as causas forem controladas, os sintomas desaparecem em vários dias.

Dor muscular local (mialgia não inflamatória):

A dor muscular local é um distúrbio doloroso primário, não

inflamatório e miógeno. É frequentemente a primeira resposta do tecido muscular à co-contração protetora contínua. Embora a co-contração represente uma resposta muscular induzida pelo SNC, a dor muscular local representa uma alteração no ambiente local dos tecidos musculares. Representa a resposta inicial ao uso excessivo, que consideramos como fadiga.

Causa

As seguintes condições conduzem a dores musculares locais:

1. Co-contração protetora prolongada secundária a uma alteração recente das estruturas locais ou a uma fonte contínua de dor profunda constante

2. Traumatismo local dos tecidos ou utilização não habitual do músculo

3. Aumento dos níveis de stress emocional

Caraterísticas clínicas-

A dor muscular local apresenta as seguintes caraterísticas clínicas:

1. Disfunção estrutural: diminuição acentuada da velocidade e da amplitude do movimento mandibular (o paciente não consegue alcançar a amplitude total do movimento)

2. Dor mínima em repouso

3. A dor aumenta com a função

4. Fraqueza muscular real presente

5. Sensibilidade local à palpação dos músculos afectados

Tratamento definitivo

Uma vez que a dor muscular local produz uma dor profunda que muitas vezes cria uma co-contração protetora secundária, com o tempo é comum a dor muscular cíclica. Por conseguinte, o principal objetivo do tratamento da dor muscular local é diminuir a entrada sensorial (como a dor) no SNC. Os passos seguintes diminuem a entrada sensorial:

1. Eliminar qualquer entrada sensorial ou proprioceptiva alterada em curso.

2. Eliminar qualquer fonte contínua de dor profunda (seja dentária ou outra).

3. Fornecer educação e informação aos doentes sobre auto-gestão (PSR). [74]Devem ser realçados os quatro domínios seguintes:

   a. Aconselhar o doente a restringir o uso da mandíbula a limites indolores. Sempre que a utilização da mandíbula causar dor, a co-contração pode ser restabelecida. Por conseguinte, o doente deve ser instruído para não abrir a mandíbula até ao ponto de sentir dor. Deve ser encorajada uma dieta suave, juntamente com mordidas mais pequenas e uma mastigação mais lenta.

   b. O doente deve ser encorajado a utilizar a mandíbula dentro dos limites indolores para que os proprioceptores e mecanoceptores do sistema músculo-esquelético sejam estimulados. Esta atividade parece encorajar o regresso à função muscular normal. Por conseguinte, a utilização cuidadosa e deliberada do músculo pode promover a resolução da dor muscular local. O doente deve ser encorajado a utilizar os músculos, mas apenas dentro de limites indolores. A ausência total de utilização dos músculos não é adequada para os doentes que sofrem de dores musculares locais.

   c. O paciente deve ser encorajado a reduzir quaisquer contactos dentários não funcionais. Isto começa por pedir ao doente para se tornar mais consciente dos momentos subconscientes em que os dentes estão em contacto e depois desenvolver técnicas para eliminar esses contactos (consciência cognitiva). O paciente é instruído a manter os lábios juntos e os dentes separados.

d. O doente deve ser alertado para a relação entre o aumento dos níveis de stress emocional e o estado de dor muscular. Quando o stress emocional parece contribuir significativamente para a dor muscular local, devem ser encorajadas técnicas que reduzam o stress e promovam o relaxamento.

4. Embora os pacientes consigam controlar os contactos dentários durante o dia, a maioria tem pouco controlo sobre os contactos dentários noturnos. Quando se suspeita de aperto ou bruxismo noturno (dor matinal), é adequado fabricar um aparelho oclusal para uso noturno. O paciente é instruído a usar o aparelho à noite durante o sono e apenas ocasionalmente durante o dia, se isso ajudar a reduzir a dor. O uso a tempo parcial deste tipo de aparelho para dores musculares locais demonstrou ser mais eficaz na redução das dores musculares do que o uso a tempo inteiro.[75,76]

5. Se as terapêuticas anteriormente mencionadas não resolverem o problema da dor, o médico pode considerar a utilização de um analgésico ligeiro e/ou, eventualmente, de um relaxante muscular. Estas farmacoterapias ajudarão a reduzir a entrada constante de dor profunda que pode resultar em dores musculares cíclicas e, por conseguinte, podem ser consideradas uma terapia definitiva e de apoio.

Terapia de apoio-

A terapia de suporte para a dor muscular local tem como objetivo reduzir a dor e restaurar a função muscular normal. Na maior parte dos casos, a dor pode ser facilmente controlada com os tratamentos definitivos referidos anteriormente. No entanto, se a dor persistir, pode normalmente ser controlada com um analgésico ligeiro, como a aspirina, o acetaminofeno ou um AINE. O doente deve ser encorajado a tomar a medicação regularmente para que toda a dor seja controlada. O doente deve ser instruído para tomar a medicação de 4 em 4 ou de 6 em 6 horas durante 5 a 7 dias, para que a dor seja eliminada e o ciclo seja quebrado. Depois disso, o doente já não deve precisar de medicação. As técnicas de fisioterapia manual, como os alongamentos musculares passivos e as massagens suaves, também podem ser úteis. A terapia de relaxamento também pode ser útil se houver suspeita de aumento do stress emocional. A dor muscular local deve responder à terapia em 1 a 3 semanas. Quando esta terapia não é eficaz, o médico deve considerar a possibilidade de um diagnóstico incorreto. Se uma reavaliação da condição de dor reforçar uma perturbação dos músculos mastigatórios, deve ser considerada uma das perturbações mialgicas mais complicadas.

Mioespasmos (mialgia de contração tónica):

O mioespasmo é uma contração muscular tónica involuntária, induzida pelo SNC, frequentemente associada a condições metabólicas locais nos tecidos musculares. Embora esta condição possa certamente afetar os músculos da mastigação, não é uma condição comum.

Causa

As seguintes condições podem causar mioespasmo:

1. Entrada contínua de dor profunda

2. Factores metabólicos locais nos tecidos musculares associados à fadiga ou à utilização excessiva

3. Mecanismos de mioespasmo idiopático

Caraterísticas clínicas-

As seguintes caraterísticas clínicas estão associadas a mioespasmos:

1. Disfunção estrutural: restrição acentuada da amplitude de movimento mandibular de acordo com o(s) músculo(s) envolvido(s); má oclusão aguda comum

2. Mínimo Dor em repouso

3. A dor aumenta com a função

4. O músculo afetado é firme e doloroso quando palpado

5. Sensação generalizada de grande tensão muscular

Tratamento definitivo

São sugeridos dois tratamentos para os mioespasmos agudos. O primeiro é direcionado para a redução imediata do espasmo em si, enquanto o outro aborda a causa:

1. A melhor forma de tratar os mioespasmos é reduzir a dor e depois alongar ou esticar passivamente o músculo afetado. A redução da dor pode ser conseguida através de massagem manual, spray vapo-refrigerante, gelo ou mesmo uma injeção de anestésico local no músculo em espasmo. Uma vez reduzida a dor, o músculo é esticado passivamente até ao seu comprimento máximo. Se for utilizada uma injeção, recomenda-se a utilização de lidocaína a 2% sem vasoconstritor.

2. Quando estão presentes causas óbvias (ou seja, dor profunda), devem ser feitas tentativas para eliminar estes factores, de modo a diminuir a probabilidade de mioespasmos recorrentes. Quando

os mioespasmos são secundários à fadiga e ao uso excessivo (exercício prolongado), o doente é aconselhado a descansar o(s) músculo(s) e a restabelecer o equilíbrio eletrolítico normal.

Terapia de apoio-

Muitas vezes, as técnicas de fisioterapia são a chave para o controlo dos mioespasmos. A mobilização dos tecidos moles, como a massagem profunda e os alongamentos passivos, são os dois tratamentos imediatos mais importantes. Uma vez reduzido o mioespasmo, outras terapias físicas podem ser úteis para tratar factores locais e sistémicos, como exercícios de condicionamento muscular e técnicas de relaxamento. A terapêutica farmacológica não é normalmente indicada devido à gravidade da doença.

Dor miofascial (mialgia dos pontos de gatilho):

A dor miofascial é uma condição regional de dor miógena caracterizada por áreas locais de bandas firmes e hipersensíveis de tecido muscular conhecidas como *pontos de gatilho*. Esta condição é também designada por *dor miofascial do ponto de gatilho*. A presença de efeitos excitatórios centrais é comum nesta doença mialgica. O efeito mais comum é a dor referida, frequentemente descrita pelo doente como uma dor de cabeça do tipo tensional.

Causa

Embora não exista uma compreensão completa desta doença, as seguintes causas têm sido relacionadas com a dor miofascial:

1. Fonte contínua de dor profunda

2. Aumento dos níveis de stress emocional

3. Presença de perturbações do sono

4. Factores locais que influenciam a atividade muscular, como os hábitos, a postura, as tensões musculares ou mesmo o frio

5. Factores sistémicos, tais como inadequações nutricionais, mau condicionamento físico, fadiga e infecções virais

6. Mecanismo idiopático dos pontos de gatilho

Caraterísticas clínicas

Um indivíduo que sofra de dor miofascial revelará normalmente as seguintes caraterísticas clínicas:

1. Disfunção estrutural: Pode existir uma ligeira diminuição da velocidade e da amplitude do movimento mandibular, dependendo da localização e da intensidade dos pontos de gatilho. Esta disfunção estrutural ligeira é secundária aos efeitos inibitórios da dor (co-contração protetora).

2. A dor heterotópica é sentida mesmo em repouso.

3. A dor pode aumentar com a função.

4. Quando provocadas, as bandas musculares apertadas com pontos de gatilho aumentam a dor heterotópica.

Tratamento definitivo

O tratamento da dor miofascial é direcionado para a eliminação ou redução das causas. O clínico pode alcançar este objetivo com o seguinte protocolo de tratamento:

1. Eliminar qualquer fonte de dor profunda contínua de forma adequada, de acordo com a causa.

2. Reduzir os factores locais e sistémicos que contribuem para a dor miofascial. Este tratamento é individualizado de acordo com as necessidades do paciente. Por exemplo, se o stress emocional for uma parte importante da perturbação, são indicadas técnicas de gestão do stress. Quando a postura ou a posição de trabalho contribuem para a dor miofascial, devem ser feitas tentativas para melhorar estas condições. As técnicas

de PSR são úteis na gestão da dor miofascial.[74]

3. Se se suspeitar de uma perturbação do sono, deve ser efectuada uma avaliação e encaminhamento adequados. Muitas vezes, doses baixas de um antidepressivo tricíclico, como 10 a 20 mg de amitriptilina antes de deitar, podem ser úteis.

4. Uma das considerações mais importantes no tratamento da dor miofascial é o tratamento e a eliminação dos pontos de gatilho. Isto é conseguido através do alongamento indolor do músculo que contém os pontos de gatilho. Para o efeito, podem ser utilizadas as seguintes técnicas.

Pulverizar e esticar

Um dos métodos mais comuns e conservadores para eliminar os pontos de gatilho é a técnica de spray e estiramento, que consiste em pulverizar um spray vapocolante (por exemplo, fluorometano) no tecido que cobre o músculo com um ponto de gatilho e depois esticar ativamente o músculo. A pulverização do vapocoolante proporciona uma explosão de estimulação do nervo cutâneo que reduz temporariamente a perceção da dor na zona. Uma vez pulverizado o tecido, o músculo é esticado até ao seu comprimento máximo, sem dor. O spray vaporizador é aplicado a uma distância de cerca de 30 cm e na direção dos sintomas referidos. É importante salientar que o alongamento passivo do músculo é efectuado sem provocar dor. Se for provocada dor, o músculo irá provavelmente co-contrair-se de forma protetora, resultando em mais atividade muscular (dor muscular cíclica).

Pressão e massagem

Em alguns casos, a massagem ou a manipulação de um ponto de gatilho pode fazer com que este seja eliminado. No entanto, é preciso ter cuidado para não provocar dor. Alguns especialistas sugeriram que o aumento da pressão aplicada a um ponto de gatilho é também uma técnica de eliminação eficaz. A pressão é aumentada para cerca de 20 lb e é mantida durante 30 a 60 segundos. Se esta técnica produzir dor, deve ser interrompida porque a dor pode reforçar a dor muscular cíclica.

Ultra-sons e estimulação electrogalvânica

As modalidades de fisioterapia, como os ultra-sons e a estimulação electrogalvânica (EGS), podem por vezes ser úteis na gestão dos pontos de gatilho. Os ultra-sons produzem um calor profundo na área do ponto de gatilho, provocando um relaxamento muscular local. A EGS de baixa voltagem pode ser utilizada para estimular ou pulsar ritmicamente os músculos. Esta terapia leva à redução da atividade muscular e encoraja o relaxamento muscular. Embora haja pouca investigação para verificar a eficácia destas técnicas, são geralmente conservadoras e podem ser úteis

Injeção e estiramento

Outro método eficaz para eliminar um ponto de gatilho é a utilização de técnicas de injeção. Geralmente, é injetado anestésico local e o músculo é esticado sem dor. Embora o anestésico seja útil na redução da dor, aparentemente não é o fator mais importante na eliminação do ponto de gatilho. Em vez disso, a rutura mecânica do ponto de gatilho pela agulha parece proporcionar o efeito terapêutico. O anestésico local é utilizado por duas razões:

(1) Elimina a dor imediata, permitindo o alongamento total e indolor do músculo, e

(2) É de diagnóstico (ou seja, quando um ponto de gatilho é anestesiado, não só a dor local é reduzida, como também a dor referida é eliminada).

Assim, o médico pode obter informações valiosas sobre a origem da dor referida.

A supressão imediata da dor está relacionada com a interrupção dos efeitos excitatórios centrais produzidos pela dor profunda (o ponto de gatilho). Esta supressão da dor pode estar em parte relacionada com o sistema endorfina.

Quando são indicadas injecções de anestésico local, a procaína a 1% parece ser a menos miotóxica. No entanto, este medicamento já não é embalado para utilização em seringas dentárias; assim, quando é utilizada uma seringa dentária, é adequada a lidocaína a 2%. Não deve ser utilizado um vasoconstritor para injecções musculares. Um anestésico de ação prolongada, como a bupivacaína (Marcaine), não é indicado para injecções musculares devido ao aumento da miotoxicidade, especialmente quando utilizado com esteróides. Apenas uma pequena quantidade de lidocaína é necessária para tratar um ponto de gatilho. Um carpule dentário é adequado para duas ou mesmo três injecções de pontos-gatilho, dependendo do tamanho do músculo a ser injetado.

As injecções de pontos-gatilho podem ser um tratamento adequado para a dor miofascial quando se verifica que as injecções proporcionam ao doente um alívio prolongado, mesmo depois de o efeito anestésico ter desaparecido. Podem ser indicadas injecções repetidas se o período de alívio da dor continuar a ser mais longo entre cada injeção. Se as injecções nos pontos de gatilho não proporcionarem um alívio prolongado da dor, não há indicação para repetir o procedimento. As considerações anatómicas e a técnica de injeção para cada músculo devem ser consultadas pelos médicos interessados no tratamento da dor miofascial com injecções de pontos de gatilho.

Terapia de apoio-

Como já foi referido, são utilizadas várias modalidades de fisioterapia e técnicas manuais para tratar a dor miofascial. Estas técnicas estão incluídas no tratamento definitivo porque se destinam à eliminação efectiva dos pontos de gatilho. As mais importantes são as técnicas de mobilização dos tecidos moles e de condicionamento muscular.

A terapia farmacológica, como um relaxante muscular, pode ser útil, mas normalmente não elimina os pontos de gatilho. Um medicamento como a ciclobenzaprina (Flexeril), 10 mg antes de dormir, pode muitas vezes reduzir a dor, mas os pontos-gatilho continuam a ter de ser tratados, tal como referido anteriormente. Os relaxantes musculares ajudam a converter um ponto-gatilho ativo num ponto-gatilho latente ou adormecido, mas não o eliminam necessariamente. Os analgésicos também podem ser úteis para interromper o efeito cíclico da dor.

A postura é outro fator que pode contribuir para a dor miofascial em alguns doentes. Os músculos que são mantidos num comprimento reduzido tendem a desenvolver mais pontos de gatilho do que outros. O alongamento diário até ao comprimento máximo pode ser benéfico para os manter sem dor. Isto é especialmente verdade na região do pescoço e dos ombros. O exercício regular deve ser sempre encorajado.

Mialgia mediada centralmente (Miosite crónica):

A mialgia mediada centralmente é uma doença crónica e contínua de dor muscular com origem predominantemente em efeitos do SNC que se fazem sentir perifericamente nos tecidos musculares. Esta doença apresenta-se clinicamente com sintomas semelhantes a uma doença inflamatória do tecido muscular e, por isso, é por vezes referida como *miosite*.

Causa

A causa da mialgia mediada centralmente é, como o nome sugere, o SNC e não as estruturas do sistema mastigatório mais comummente associadas. À medida que o SNC fica exposto a um estímulo nociceptivo prolongado, as vias do tronco cerebral podem alterar-se funcionalmente. Isto pode resultar num efeito antidrómico nos neurónios periféricos aferentes. Por outras palavras, os neurónios que normalmente só transportam informações da periferia para o SNC podem agora ser revertidos para transportar informações do SNC para os tecidos periféricos. É provável que isso ocorra através do sistema de transporte axonal. Quando isto acontece, os neurónios aferentes da periferia podem libertar neurotransmissores nociceptivos, como a substância P e a bradicinina, o que, por sua vez, provoca dor nos tecidos periféricos. Este processo é designado por *inflamação neurogénica.*

A mialgia crónica mediada centralmente pode ser causada pela entrada prolongada de dor muscular associada a dor muscular local ou dor miofascial. Por outras palavras, quanto mais tempo o doente se queixar de dor miógena, maior é a probabilidade de mialgia crónica mediada centralmente. No entanto, também é possível que outros mecanismos centrais possam desempenhar um papel importante na causa da mialgia mediada centralmente, como a regulação positiva crónica do sistema nervoso autónomo, a exposição crónica ao stress emocional ou outras fontes de dor profunda.

Caraterísticas clínicas-

As seis caraterísticas clínicas seguintes são comuns à mialgia mediada centralmente:

1. Disfunção estrutural: os doentes que sofrem de mialgia

mediada centralmente apresentam uma diminuição significativa da velocidade e da amplitude do movimento mandibular.

2. Dor significativa em repouso

3. A dor aumenta com a função

4. Sensação generalizada de aperto muscular

5. Dor significativa à palpação muscular

6. Quando a mialgia crónica mediada centralmente se prolonga, pode induzir atrofia muscular e/ou contratura miostática ou miofibrótica.

Tratamento definitivo

O médico deve reconhecer a condição de mialgia crónica mediada centralmente porque o resultado da terapia não será tão imediato como no tratamento da dor muscular local. A inflamação neurogénica do tecido muscular, bem como a sensibilização central crónica que a produziu, levam frequentemente algum tempo a desaparecer.

Quando o diagnóstico de mialgia crónica mediada centralmente é estabelecido, o médico deve discutir com o doente os resultados esperados e o calendário. O doente deve ser informado de que a redução dos sintomas é inicialmente lenta e não dramática.

Os doentes têm de estar conscientes deste facto para minimizar a desilusão com os resultados do tratamento. À medida que as causas são controladas, a inflamação neurogénica desaparece e os sintomas diminuem lentamente.

O seguinte regime deve então ser utilizado:

1. Restringir o uso da mandíbula a limites indolores. O uso de músculos dolorosos só agrava a condição. O doente deve manter a mandíbula tão imóvel quanto necessário para reduzir a dor. É iniciada uma dieta mole, juntamente com uma

mastigação mais lenta e mordidas mais pequenas. Se a dor funcional não puder ser controlada, pode ser necessária uma dieta líquida. A dieta líquida deve ser mantida durante o tempo suficiente para permitir a redução da dor, de modo a que o doente possa regressar a uma dieta mole sem dor.

2. Evitar o exercício e/ou as injecções. Uma vez que o tecido muscular está inflamado neurogénicamente, qualquer utilização provoca dor. O doente deve repousar os músculos o mais possível. As injecções de anestésicos locais devem ser evitadas porque traumatizam os tecidos já inflamados. O bloqueio anestésico local na mialgia crónica mediada centralmente causa frequentemente um aumento acentuado da dor depois de o anestésico ter sido metabolizado. Esta caraterística clínica pode ajudar a estabelecer o diagnóstico.

3. Desbloquear os dentes. Tal como acontece com a dor muscular local, a gestão da mialgia crónica mediada centralmente é auxiliada pelo desbloqueio dos dentes, tanto voluntária como involuntariamente. O desbloqueio voluntário é conseguido através das técnicas de PSR. O desbloqueio involuntário dos dentes (bruxismo noturno) é conseguido através de um aparelho de estabilização, da mesma forma que no caso de dores musculares locais.[75,76]

4. Começar a tomar um medicamento anti-inflamatório. Uma vez que o tecido muscular local está inflamado, é bastante apropriado prescrever um anti-inflamatório. Um AINE, como o ibuprofeno, é uma boa escolha e deve ser administrado regularmente (600 mg quatro vezes por dia) durante 2 semanas, de modo a que os níveis sanguíneos sejam suficientemente elevados para obter um efeito clínico. Doses irregulares, consoante as necessidades, não produzirão o efeito desejado.

O ibuprofeno também é analgésico, podendo assim ajudar a reduzir a dor muscular cíclica que pode propagar a mialgia crónica mediada centralmente.

Terapia de apoio-

No início do tratamento da mialgia crónica mediada centralmente, as modalidades de fisioterapia devem ser utilizadas com precaução, uma vez que qualquer manipulação pode aumentar a dor. Por vezes, o calor húmido pode ser útil. Noutros doentes, o gelo parece ser mais útil. O doente dirá claramente o que é melhor para si. Quando os sintomas começam a desaparecer, pode iniciar-se a terapia por ultra-sons e alongamentos suaves. Se a dor aumentar com a terapia, a intensidade deve ser reduzida.

Como o tratamento da mialgia crónica mediada centralmente é muitas vezes demorado, podem desenvolver-se duas condições distintas: alterações hipotróficas e contratura miostática. Estas ocorrem como resultado da falta de uso dos músculos elevadores (temporal, masseter, pterigóideo medial). Após a resolução dos sintomas agudos, a atividade dos músculos deve ser iniciada lentamente. Alguns exercícios isométricos suaves da mandíbula serão eficazes para aumentar a força e a utilização dos músculos. O alongamento passivo também é útil para recuperar o comprimento original dos elevadores. Lembre-se que o tratamento da mialgia crónica mediada centralmente é um processo lento e não pode ser apressado. Se a fisioterapia for introduzida demasiado depressa, a mialgia crónica mediada centralmente pode agravar-se.

Fibromialgia (Fibrosite):

A fibromialgia é uma doença crónica, global, com dor músculo-esquelética. É uma perturbação de dor músculo-esquelética generalizada em que existe sensibilidade em 11 ou mais de 18 locais específicos pré-determinados em todo o corpo. A fibromialgia não é uma perturbação da dor mastigatória, pelo que deve ser reconhecida e encaminhada para o pessoal médico adequado.

Causa

A etiologia da fibromialgia não está bem documentada. É provável que esteja relacionada com uma alteração no processamento da informação periférica (músculo-esquelética) pelo SNC. O sistema inibitório descendente, o eixo hipotálamo-pituitária-adrenal (HPA) e o sistema imunitário têm sido implicados. Existem certamente outras condições não identificadas que também conduzem à fibromialgia. Embora a causa da fibromialgia seja provavelmente diferente das perturbações da dor muscular mastigatória, estas duas condições coexistem em muitos doentes crónicos

Caraterísticas clínicas-

A fibromialgia envolve a presença de pelo menos 11 dos 18 pontos sensíveis designados que não produzem dor heterotópica. Os doentes apresentam geralmente uma condição física sedentária. Os doentes que sofrem de fibromialgia revelam as seguintes caraterísticas clínicas:

1. Disfunção estrutural: Se os músculos mastigatórios estiverem envolvidos, há uma diminuição significativa da velocidade e da amplitude do movimento mandibular.

2. A dor miógena generalizada em repouso flutua ao longo do tempo com outras queixas fibromiálgicas.

3. A dor aumenta com a função dos músculos afectados.

4. Os doentes com fibromialgia referem uma sensação geral de fraqueza muscular. Também é comum referirem fadiga crónica generalizada.

5. A fibromialgia caracteriza-se por numerosos pontos sensíveis

nos vários quadrantes do corpo. Estes pontos sensíveis não produzem dor heterotópica quando palpados. Este achado representa uma diferença clínica distinta entre a fibromialgia e a dor miofascial. De acordo com os critérios estabelecidos, os doentes com fibromialgia devem revelar sensibilidade em pelo menos 11 de 18 locais pré-determinados em três dos quatro quadrantes do corpo.

6. Os doentes com fibromialgia têm geralmente falta de condicionamento físico. Como a função muscular aumenta a dor, os doentes com fibromialgia evitam frequentemente o exercício. Isto torna-se uma condição que se perpetua porque a condição física sedentária pode ser um fator predisponente na fibromialgia.

Tratamento definitivo

Dado que o conhecimento sobre a fibromialgia é limitado, o tratamento deve ser conservador e direcionado para os factores causais e perpetuadores. O clínico deve lembrar-se que a fibromialgia não é uma desordem primária dos músculos mastigatórios. Por conseguinte, o dentista não deve assumir o papel de terapeuta primário. Em vez disso, o dentista precisa de ser capaz de reconhecer a fibromialgia e fazer o encaminhamento adequado. Quando estão presentes sintomas mastigatórios significativos, o dentista deve gerir esses sintomas em conjunto com uma equipa de profissionais de saúde. Outros profissionais de saúde que podem ajudar a gerir este problema são da área da reumatologia, medicina de reabilitação, psicologia e fisioterapia:

1. Quando também existem outras perturbações dos músculos mastigatórios, o tratamento deve ser direcionado para essas perturbações.

2. Quando as condições de perpetuação discutidas estão presentes, devem ser devidamente tratadas.

3. Os AINEs parecem ter algum benefício nos sintomas fibromiálgicos e devem ser administrados da mesma forma que na mialgia crónica mediada centralmente.

4. Se for identificada uma perturbação do sono, esta deve ser tratada. Doses baixas de um antidepressivo tricíclico, como 10 a 50 mg de amitriptilina ao deitar, podem ser úteis na redução dos sintomas associados à fibromialgia. Pensa-se que o mecanismo está relacionado com uma melhoria da qualidade do sono ou com um efeito positivo no sistema inibitório descendente. A ciclobenzaprina (Flexril), 10 mg à hora de deitar, também pode ser útil para ajudar a dormir e reduzir a dor. Se houver depressão, esta deve ser tratada por profissionais de saúde adequados.

Terapia de apoio

As modalidades de fisioterapia e as técnicas manuais podem ser úteis para o doente com fibromialgia. Técnicas como o calor húmido, a massagem suave, os alongamentos passivos e o treino de relaxamento podem ser as mais úteis. Para além disso, o condicionamento muscular pode ser uma parte importante do tratamento. Um programa de exercício geral ligeiro e bem controlado, como caminhadas ou natação ligeira, pode ser útil para diminuir as dores musculares associadas à fibromialgia. Deve ter-se o cuidado de desenvolver um programa individual para cada doente.[73]

CAPÍTULO 6G

PERTURBAÇÕES PSICOGÉNICAS DA DOR

Os acontecimentos stressantes da vida, como os conflitos nas relações domésticas ou profissionais, os problemas financeiros e o reajustamento cultural podem contribuir para a doença e a dor crónica. O stress ambiental pode aumentar as tensões, as inseguranças e os efeitos disfóricos, o que, por sua vez, pode levar a um aumento da carga adversa do sistema mastigatório, uma vez que o stress mental é convertido em tensão muscular e a um aumento dos comportamentos parafuncionais.[19] As perturbações psiquiátricas e somatoformes são raras e devem incluir apenas as perturbações que não têm uma causa fisiológica de dor e que têm uma história definida de problemas psicossociais significativos.[64] Existem quatro categorias gerais de perturbações mentais:

1. Perturbações do humor

2. Perturbações de ansiedade

3. Perturbações somatoformes

4. Outras condições[1]

Perturbações do humor:

As perturbações do humor são perturbações mentais que se caracterizam por perturbações do humor do doente. As perturbações do humor dividem-se em três categorias:

a. Perturbações depressivas

b. Perturbações bipolares

c. Perturbações do humor resultantes de condições médicas[1]

a. Perturbações depressivas-

Para ser considerada clinicamente deprimida, o DSM IV exige que uma pessoa esteja deprimida durante pelo menos 2 semanas com sintomas presentes quase todos os dias. O humor deprimido é caracterizado por uma diminuição acentuada do interesse ou do prazer em todas, quase todas, as actividades durante a maior parte do dia, quase todos os dias. O humor deprimido é descrito subjetivamente pelo doente como um sentimento avassalador de tristeza ou vazio. É frequente o choro descontrolado e uma queixa comum de fadiga ou perda de energia quase todos os dias. Normalmente, a pessoa sente-se profundamente cansada. Considera que a mais pequena tarefa é demasiado trabalhosa, incluindo vestir-se, tomar banho e atender o telefone. Verifica-se um aumento ou uma diminuição do apetite que leva a uma alteração de mais de 5% do peso corporal num mês. A capacidade de pensar ou de se concentrar é geralmente reduzida, com muita indecisão. As perturbações depressivas são geralmente acompanhadas de insónia ou hipersónia. A gravidade das perturbações depressivas pode variar entre ligeira e grave. Nas perturbações depressivas major, são frequentes os pensamentos recorrentes de morte ou de suicídio.[1]

b. Perturbações bipolares

As perturbações bipolares caracterizam-se por períodos depressivos seguidos ou precedidos de uma alteração de humor oposta, designada por episódio maníaco. O episódio maníaco caracteriza-se por um período distinto de um humor anormal e persistentemente elevado, expansivo ou irritável. O humor inclui frequentemente uma autoestima inflacionada ou grandiosidade, diminuição da necessidade de sono, discurso rápido, fuga de ideias, distractibilidade e maior envolvimento em actividades orientadas para objectivos. A qualidade expansiva do humor é caracterizada por um entusiasmo incessante e indiscriminado pelas interações interpessoais, sexuais ou profissionais. Por vezes, o humor torna-se irritável em vez de elevado ou expansivo.[1]

c. Perturbação do humor resultante de uma condição médica-

Esta categoria de perturbações do humor é extremamente importante quando se consideram as perturbações da dor orofacial. É comum a ocorrência de depressão e de perturbações de dor crónica. Ou a depressão pode levar à dor crónica ou a dor crónica pode levar à depressão. O humor pode ser depressivo ou bipolar ou qualquer outra perturbação do humor. A condição física pode ser uma perturbação de dor crónica ou qualquer outra condição médica. A ocorrência comum de ambas as condições desafia o clínico a avaliar astutamente cada doente de modo a maximizar os resultados terapêuticos.[1]

Perturbações de ansiedade:

As perturbações de ansiedade caracterizam-se por um aumento invulgar da ansiedade e da preocupação que dura mais do que um período de tempo normal ou adequado. As perturbações de ansiedade dividem-se em quatro categorias:

a. Perturbação de ansiedade generalizada

b. Perturbação de pânico

c. Perturbação de stress pós-traumático

d. Perturbação de ansiedade resultante de uma condição médica

a. Perturbação de ansiedade generalizada

A perturbação de ansiedade generalizada é diagnosticada quando um indivíduo tem ansiedade ou preocupação persistente e excessiva durante um período de 6 meses ou mais. O doente não é capaz de controlar estes sentimentos e estão presentes pelo menos três dos seguintes sintomas: inquietação, fadiga, dificuldade de concentração, irritabilidade, tensão muscular e perturbações do sono. Para além disso, a ansiedade e a preocupação não estão associadas a outra perturbação mental, ao consumo de substâncias ou a uma condição médica, e os sintomas causam um comprometimento significativo do funcionamento interpessoal ou do desempenho profissional. Estima-se que entre 10% e 30% da população com dor orofacial possa estar a sofrer de perturbações de ansiedade generalizada.[1,7]

b. Perturbação de pânico

A perturbação de pânico envolve um início súbito e intenso de medo e terror que é frequentemente acompanhado por pensamentos de catástrofe iminente. A perturbação de pânico é diagnosticada quando ocorre um ataque de pânico e pelo menos um dos seguintes critérios está presente há pelo menos 1 mês: preocupação persistente em ter outro ataque, preocupação com as implicações e consequências do ataque e uma mudança notável no comportamento relacionado com os ataques ou com o medo dos mesmos. Além disso, os ataques de pânico não devem ser devidos a uma doença ou ao consumo de substâncias.[7]

c. Perturbação de stress pós-traumático

Atualmente, reconhece-se que os abusos físicos ou sexuais estão implicados na etiologia de um vasto espetro de sintomas físicos e emocionais. A caraterística essencial da perturbação de stress pós-traumático é o aparecimento de sintomas caraterísticos após a exposição a um stressor traumático extremo, que envolve a experiência pessoal direta ou o testemunho de um acontecimento que implica a morte ou ameaça de morte ou ferimentos graves, ou que afecta a integridade física e psicológica de uma pessoa.

Os sintomas típicos incluem a re-experienciação persistente do acontecimento traumático, o evitamento persistente de estímulos associados ao trauma ou o adormecimento da reatividade geral e sintomas persistentes de excitação aumentada. O quadro completo de sintomas deve estar presente há mais de um mês e a perturbação deve causar sofrimento clinicamente significativo ou prejuízo no funcionamento quotidiano.

No caso das crianças, os acontecimentos sexualmente traumáticos podem incluir experiências sexuais inadequadas do ponto de vista do desenvolvimento, sem ameaça ou violência ou ferimentos reais. A perturbação pode ser especialmente grave ou duradoura quando o stress foi criado por intenção humana deliberada (por exemplo, tortura ou violação), em contraste com catástrofes naturais. A probabilidade de desenvolver esta perturbação pode aumentar à medida que aumenta a intensidade e a proximidade física do fator de stress.

A re-experienciação psicológica do acontecimento traumático pode ocorrer de várias formas: normalmente como recordações recorrentes e intrusivas ou sonhos angustiantes e, em casos raros, como breves estados dissociativos ou flashbacks durante os quais são revividos componentes dos acontecimentos e a pessoa comporta-se como se estivesse a viver o acontecimento nesse momento. O sofrimento psicológico intenso ou as reacções fisiológicas ocorrem frequentemente quando a pessoa é exposta a acontecimentos desencadeantes que se assemelham ou simbolizam um aspeto do acontecimento traumático.

É provável que as perturbações de stress pós-traumático representem uma regulação positiva generalizada do sistema nervoso autónomo.

Os eventos stressantes são contrariados pela reação de luta ou fuga. Na presença de um desafio ambiental súbito, o sistema nervoso simpático aumenta a frequência cardíaca, a pressão sanguínea e a frequência respiratória, ao mesmo tempo que faz convergir o sangue para os órgãos vitais. Quando o desafio é eliminado ou resolvido, o sistema deve voltar aos níveis normais de funcionamento. Nas perturbações de stress pós-traumático, os acontecimentos estão tão traumaticamente gravados na mente da pessoa que o sistema nervoso autónomo permanece regulado como se fosse necessário para contrariar um desafio contínuo. Este estado de hipervigilância pode manifestar-se sob a forma de irritabilidade, dificuldade em adormecer ou manter o sono, dificuldade de concentração ou uma reação de sobressalto exagerada.

Muitas vezes, esta regulação autonómica ou hipervigilância pode levar a alterações subtis das funções periféricas. Para alguns doentes, estas alterações persistentes podem apresentar-se como dor em estruturas sem patologia óbvia. O abuso físico ou sexual, especialmente envolvendo a face, pode ser uma fonte comum de dor orofacial crónica inexplicável.[19,1,7]

d. Perturbações de ansiedade resultantes de uma condição médica

Qualquer pessoa que sofra de um problema de saúde significativo sentirá provavelmente algum grau de apreensão ou ansiedade. Este facto é certamente normal. Alguns doentes, no entanto, podem revelar que a ansiedade produzida pela presença de uma condição física é muito maior do que o normal e, de facto, pode prejudicar a vida social, profissional ou outras áreas importantes do funcionamento. Quando isto ocorre, trata-se de uma perturbação de ansiedade que se deve a uma condição médica geral. Os sintomas podem incluir sintomas proeminentes de ansiedade generalizada, ataques de pânico ou obsessões e compulsões.[1]

Perturbações somatoformes:

As perturbações somatoformes incluem uma classe de perturbações que têm sintomas físicos como queixas de apresentação, mas que têm factores psicológicos envolvidos na etiologia. Os diagnósticos que envolvem dor incluem:

a. Perturbação somatoforme indiferenciada

b. Perturbação de conversão

c. Perturbação somatoforme da dor

d. Hipocondria[64,1]

a. Perturbações somatoformes indiferenciadas

As caraterísticas clínicas de uma perturbação somatoforme indiferenciada são uma ou mais complicações físicas que persistem durante 6 meses ou mais. As queixas mais frequentes são fadiga crónica, perda de apetite ou sintomas gastrointestinais ou geniturinários. A dor também pode estar presente, mas não é a queixa principal nesta categoria. Os sintomas não podem ser totalmente explicados por qualquer condição médica geral conhecida ou pelos efeitos diretos da substância. As queixas físicas ou a incapacidade resultante excedem grosseiramente o que seria de esperar da história, do exame físico ou dos resultados laboratoriais. Esta categoria é utilizada quando os sintomas não satisfazem integralmente todos os critérios utilizados para as perturbações de somatização.[1]

b. Perturbações de conversão-

A perturbação predominante da perturbação de conversão é a perda ou alteração das funções físicas, tanto sensoriais como motoras, o que sugere uma perturbação física. Os défices motores incluem a diminuição da coordenação ou do equilíbrio, paralisia ou fraqueza localizada, afonia, dificuldade em engolir ou uma sensação ou nó na garganta e retenção urinária. Os défices sensoriais incluem a perda de sensibilidade ao tato ou à dor, visão dupla, cegueira, surdez e alucinações. Considera-se que os factores psicológicos estão etiologicamente envolvidos no sintoma, como evidenciado por:

1. Uma relação temporal entre o início ou a exacerbação dos sintomas e algum conflito psicológico desencadeado por um estímulo social ambiental.

2. Os sintomas permitem que a pessoa evite uma atividade nociva.

3. Os sintomas permitem que a pessoa obtenha apoio que de outra forma não existiria para ela.

Os sintomas não são voluntários e não podem, após uma avaliação completa e adequada, ser explicados por uma perturbação física conhecida. Os sintomas da perturbação de conversão não se limitam à dor ou à perturbação da função sexual, nem podem ser explicados por uma perturbação de somatização ou esquizofrenia.[1,64]

c. Perturbação Somatoforme da Dor-

A caraterística essencial de uma perturbação de dor somatoforme é a dor. Por conseguinte, esta perturbação é uma condição importante a reconhecer no doente com dor orofacial. A dor ocorre em um ou mais locais anatómicos e causa à pessoa um sofrimento significativo ou uma perturbação na vida social, profissional ou noutras áreas importantes do seu funcionamento. Não existe uma patologia óbvia que explique a dor. Considera-se que os factores psicológicos têm um papel importante no aparecimento, gravidade, exacerbação ou manutenção da dor.[1]

d. Hipocondria-

A perturbação predominante é uma interpretação irrealista dos sinais ou sintomas físicos como anormais, levando a uma preocupação clara com o medo ou a crença de ter uma doença grave como o cancro. Uma avaliação física exaustiva não permite o diagnóstico de qualquer perturbação física que possa explicar os sinais ou sensações físicas ou a interpretação irrealista que o indivíduo faz dos mesmos. Estes medos irrealistas devem persistir apesar de uma educação completa e persistente e da tranquilização médica, e devem causar perturbações no funcionamento social ou profissional. Deve ser excluída uma verdadeira doença orgânica e os sintomas não devem fazer parte de uma perturbação psiquiátrica distinta.[64,1]

Outras condições:

Existem várias perturbações mentais que não satisfazem totalmente os critérios das categorias acima mencionadas. Estas condições enquadram-se na categoria de "outras condições que podem ser objeto de atenção clínica". Há duas condições principais que devem ser mencionadas:

a. Malingering

b. Factores psicológicos que afectam uma condição médica

a. Malingering-

A caraterística essencial do fingimento é a produção e apresentação voluntária de sintomas físicos ou psicológicos falsos ou grosseiramente exagerados. Os sintomas são produzidos na busca consciente e voluntária de um objetivo com benefícios óbvios para o indivíduo. Os sintomas são obviamente reconhecíveis através de uma compreensão das circunstâncias do indivíduo e não da sua patologia.

Deve ser levantado um elevado índice de suspeita de fingimento quando se observa qualquer combinação das seguintes situações

1. Contexto médico-legal da apresentação

2. discrepância acentuada entre a alegação da pessoa de sofrimento ou incapacidade e os resultados objectivos

3. Falta de cooperação com as avaliações de diagnóstico e os regimes de tratamento prescritos

4. A presença de perturbação da personalidade antissocial

Em contraste com o fingimento, os indivíduos com perturbação factícia evidenciam uma necessidade intrapsíquica de manter um papel de doente, independentemente dos benefícios práticos. Assim, o diagnóstico de perturbação factícia exclui o diagnóstico de fingimento.[7,19]

b. Factores psicológicos que afectam uma condição médica

Esta categoria é caracterizada pela presença de um ou mais factores psicológicos ou comportamentais específicos que afectam negativamente uma condição médica geral. Estes factores podem afetar a condição médica, quer afectando a sua evolução, quer interferindo com o tratamento, quer constituindo um risco adicional para a saúde do indivíduo. As condições nesta categoria são:

1. Traços de personalidade ou estilo de lidar com a situação

O traço de personalidade de um indivíduo ou o seu estilo desadaptativo de lidar com a situação pode, por vezes, influenciar o curso do tratamento de uma condição médica geral. Alguns desses traços podem, de facto, contribuir para a doença, como é o caso de uma personalidade tipo A que revela um comportamento hostil e pressões contínuas que afectam a doença arterial coronária. Nalguns casos, os traços de personalidade problemáticos podem interferir com a relação de trabalho dos prestadores de cuidados de saúde, resultando em consequências adversas no tratamento.

2. Comportamentos de saúde desadaptativos

Os comportamentos desadaptativos em matéria de saúde podem afetar grandemente o resultado de uma doença geral. Por exemplo, o estilo de vida sedentário, a alimentação excessiva, o consumo excessivo de álcool e de drogas podem afetar grandemente o estado de saúde. Comportamentos como a prática sexual insegura também influenciam o estado de saúde. Estes comportamentos desadaptativos devem ser avaliados e tratados de forma adequada aquando do tratamento da doença geral.

3. Resposta fisiológica relacionada com o stress

Por vezes, as respostas fisiológicas relacionadas com o stress podem afetar o resultado de uma condição médica geral. Isto pode ser observado num indivíduo que, quando está emocionalmente stressado, tem dores no peito. Uma regulação positiva do sistema nervoso autónomo pode ser responsável, em parte, pela manutenção de algumas condições de dor crónica.[1]

Considerações terapêuticas gerais:

A gestão da dor orofacial crónica é uma tarefa difícil. Não só é necessário que o clínico tenha um bom conhecimento da fisiologia das estruturas somáticas e neurogénicas, como também deve demonstrar uma compreensão significativa das condições. Uma vez que é difícil dominar todos os aspectos da dor, é necessária uma abordagem multidisciplinar.

A quantidade de sofrimento que um indivíduo experimenta não depende do dano tecidular, mas sim da quantidade de atenção dada à lesão e das consequências da mesma. O médico deve estar sempre atento aos factores que aumentam a experiência da dor. Exemplos de tais factores são a atenção, a expetativa, a ansiedade, o medo e a raiva. Os factores que tendem a diminuir a experiência de dor são a confiança, a auto-eficácia, a segurança, a distração, o relaxamento e a emoção positiva.

Todo o tratamento da dor deve começar com a educação do doente para a sua condição de dor. As sugestões que se seguem irão enfatizar os factores inibitórios de modulação da dor:

1. Fornecer um diagnóstico definitivo

2. Dar garantias

3. Explicar a condição em termos adequados

4. Não negar a dor do doente

5. Proporcionar expectativas realistas

CAPÍTULO 6H

DORES VISCERAIS

Embora a dor de cabeça ou facial tenha frequentemente origem nos dentes ou noutras estruturas mastigatórias, por vezes a sua fonte pode ser outros tecidos ou órgãos da cabeça e do pescoço, bem como doenças sistémicas. O reconhecimento atempado e o encaminhamento para o médico tornam-se cruciais se a dor orofacial estiver associada a uma doença grave ou potencialmente fatal. Nos casos em que a causa da dor na cabeça ou na face não é imediatamente aparente, devem ser consideradas fontes de dor não mastigatórias, extracranianas e sistémicas.

As dores viscerais dividem-se em três grupos:

1. Dor odontogénica pulpar

2. Dores vasculares da boca e do rosto

3. Outras dores viscerais

A categoria de outras dores viscerais inclui as dores de origem mucosa, glandular, ocular e auricular.[7,1]

Dor ocular:

Os doentes com dor ocular têm frequentemente sinais oculares óbvios que acompanham a dor, tornando o diagnóstico relativamente fácil nesses casos. A dor ocular pode ser primária ou referida.

Dores oculares primárias

- Glaucoma

- Perturbações da convergência

- Inflamação ocular

- Doenças da córnea

- Síndrome da fissura orbital superior

- Tumores orbitais

Dores referidas

- Aneurismas saculares

- Inflamação do seio cavernoso

- Fístula carótido-cavernosa

- Dissecção da artéria carótida

- Dor miofacial

- Síndrome do ápice orbital

- Síndrome parasselar

As dores primárias que emanam do olho são mediadas pelo nervo trigémeo. A dor muscular ocular apresenta as caraterísticas clínicas da dor músculo-esquelética, enquanto a dor ocular propriamente dita é principalmente de tipo visceral. A dor ocular é geralmente acompanhada por uma dor de cabeça. Todas estas dores devem ser diagnosticadas e tratadas por um oftalmologista competente.[1,7,18,77]

Dores auriculares:

Uma vez que o ouvido é inervado por vários nervos cranianos e cervicais diferentes, o sintoma de dor de ouvido é bastante enganador. Cerca de 50% das dores de ouvido são devidas a lesões estruturais do ouvido externo ou médio. Os restantes são casos de dores referidas.

Dores de ouvido primárias

- Infecções do pavilhão auricular, do canal auditivo externo, da membrana timpânica e do ouvido médio

- Cloesteatoma

- Mastoidite

- Síndrome de Ramsay Hunt

- Vírus do herpes simplex
- Vírus do herpes zoster
- Tumores

Dor referida

- Distúrbios temporomandibulares
- Dor miofacial
- Dor de dentes
- Síndrome auriculotemporal
- Dissecção da artéria carótida
- Síndrome do ouvido vermelho
- Dor na hipofaringe
- Dor na laringe
- Dor na nasofaringe
- Dor nas oromucosas
- Dor nos seios nasais
- Dor na língua

Uma vez que as dores de ouvido e as dores mastigatórias estão intimamente relacionadas, é importante que a origem da dor seja identificada com exatidão antes da terapia definitiva pelo dentista ou pelo otorrinolaringologista.[1,7,18,78]

Dores glandulares:

A dor visceral primária que emana das estruturas glandulares da boca e da face não é invulgar. A fonte de tais dores inclui as glândulas salivares principais, as glândulas mucosas e sebáceas, as glândulas lacrimais e as glândulas oleosas. A maior parte das dores glandulares são inflamatórias e, por isso, estão relacionadas com infecções ou traumatismos. Pode haver degeneração cística ou formação de tumores.

Dores nas glândulas salivares

As doenças comuns das glândulas salivares que são acompanhadas de dor incluem a sialadenite e a sialolitíase.

Sialadentits

A sialadenite é uma infeção bacteriana da glândula salivar. As caraterísticas clínicas incluem glândulas salivares inchadas e dolorosas, mais frequentemente unilaterais, com endurecimento e eritema na pele sobrejacente.

Sialólitos orais

Os sialólitos orais são material calcificado que se forma no interior das glândulas salivares principais. Ocorrem mais frequentemente nas glândulas submandibulares, seguidas das glândulas parótidas e sublinguais. Os sintomas baseiam-se no grau de destruição do ducto e na presença de infeção secundária. A dor pode ser acompanhada de inchaço e ulceração, fístulas e drenagem purulenta quando ocorre uma infeção secundária. Para o diagnóstico, podem ser utilizadas radiografias, tomografias computorizadas, sialografia e sialoendoscopia.

O tratamento da sialadenite e dos sialólitos com infeção secundária é essencialmente de suporte, com recurso a analgésicos, hidratação, antibióticos e parassimpaticomiméticos para estimular o fluxo salivar. No caso dos sialólitos, pode também ser indicada a remoção cirúrgica do cálculo salivar.[7,1,47]

Garganta:

As condições inflamatórias da mucosa faríngea manifestam-se sob a forma de dor de garganta. Os tecidos da faringe são inervados pelos ramos dos nervos glossofaríngeo e vago. Devido à sobreposição significativa da inervação destas estruturas, a dor de garganta é frequentemente mal localizada, sendo comum a dor ser referida ao ouvido.

Dor de garganta primária

- Faringite
- Amigdalite
- Traqueíte
- Abcesso amigdaliano
- Síndrome da águia
- Sarcoidite
- Granulomatose de Wegener
- Artrite cricotiroideia
- Neuralgia do glossofaríngeo
- Tumores

Dor referida

- Distúrbios temporomandibulares
- Dor miofacial

Faringite

A faringite comum é geralmente de origem viral e ocorre em conjunto com sintomas nasais e laríngeos. A dor ao engolir é caraterística. A zona de referência é geralmente profunda no ouvido e a dor é sentida como aguda e lancinante. Os sintomas autonómicos secundários podem incluir inchaço nas pálpebras, lacrimejamento e secreção nasal. Os reflexos do espirro e da tosse estão activos. A dor de cabeça referida é comum.

A faringite estreptocócica é caracterizada por dor de garganta, febre, inflamação aguda da mucosa da faringe e dores referidas, incluindo dores de cabeça. Está presente linfadenite cervical e submandibular.

O diagnóstico definitivo baseia-se no exame laboratorial para identificar o organismo beta hemolítico do grupo A.

Amigdalite

A amigdalite é uma inflamação aguda das amígdalas palatinas que resulta normalmente de uma infeção viral e/ou bacteriana. É frequente a dor intensa ao engolir, a febre, o mal-estar, a dor de cabeça e a linfadenopatia regional.[7,1]

Nasal - Complexo dos seios paranasais:

A dor que emana da mucosa nasal é tipicamente uma sensação de queimadura, sem brilho, que exibe as caraterísticas clínicas da dor da mucosa visceral. A dor proveniente do revestimento externo das asas nasais apresenta caraterísticas da categoria somática superficial. A cavidade nasal é circundada pelos seios paranasais, que incluem os seios maxilares, etmoidais, frontais e esfenoidais. A dor proveniente do complexo dos seios naso-paranasais é do tipo primária ou referida.

Dor primária

- Rinossinusite

- Sinusite aguda ou crónica

- Vestibulite

- Desvio septal

- Turbinados hipertróficos

- Polipose nasal

- Abcesso septal / hematoma

- Sarcoidose

- Granulomatose de Wegener

- Tumores

• Infecções

Dor referida

- Dor de dentes

- Distúrbios temporomandibulares

- Dor miofacial

Sistema linfático:

Na região da cabeça e do pescoço, os gânglios linfáticos estão agrupados em cadeias, localizadas tanto a nível subcutâneo como nos tecidos musculares mais profundos e nos planos faciais. No estado de saúde, os gânglios linfáticos não são geralmente palpáveis. Os gânglios linfáticos palpáveis aumentados, designados por linfadenopatia, podem indicar uma patologia. As dores de cabeça e faciais que têm origem no sistema linfático são:

- Infecções bacterianas locais ou sistémicas

- Infecções virais locais ou sistémicas

- Infecções sistémicas por protozoários

- Toxoplasmose

- Leishmaniose

- Doença de Kawasaki

- Sarcoidose

- Doença de Crohn

- Doença do tecido conjuntivo

- Leucemia

- Linfoma

- Doença metastática

- Dor induzida por medicamentos

Vasos sanguíneos:

As doenças vasculares podem ser uma fonte de dores de cabeça e faciais.

As condições mais comuns são:

- Hemorragia subaracnóidea
- Malformação vascular não roto
- Aneurisma sacular
- Malformação arteriovenosa
- Arterite de células gigantes
- Angiite intracraniana primária
- Lúpus eritematoso sistémico
- Dissecção da artéria carótida ou vertebral
- Endarterectomia pós-carotídea
- Trombose venosa cerebral
- Hipertensão arterial

Causas sistémicas da dor orofacial:

Há uma grande variedade de doenças e perturbações sistémicas que são acompanhadas por dores de cabeça e dores faciais. Entre estas incluem-se as perturbações metabólicas e endócrinas, as doenças infecciosas, as doenças auto-imunes, as doenças cardiovasculares, as doenças renais e as doenças pulmonares. As mais comuns destas doenças sistémicas são:

- Anemia
- Insuficiência adrenal
- Artritides
    - Artrite reumatoide
    - Osteoartrite

- Artrite psoriática

  - Lúpus eritematoso sistémico

- Insuficiência pulmonar crónica com hipercapnia

- Diabetes mellitus

- Fibromialgia

- Tiroidite de Hashimoto

- Vírus do herpes zoster

- VIH

- Hipertensão

- Feocromocitoma

- Mononucleose infecciosa

- Doenças isquémicas do coração

- Doença de Lyme

- Menopausa

- Menstruação

- Insuficiência renal

- Neoplasias malignas metastáticas

- Esclerose múltipla

- Doenças malignas primárias

CAPÍTULO 7A

TOMADA DE CONSCIÊNCIA DA HISTÓRIA
"Ouça o seu doente, ele está a dizer-lhe o diagnóstico"

A entrevista, ou anamnese, é normalmente o primeiro contacto entre o clínico e o doente e, como tal, a abordagem simpática do clínico pode criar rapidamente uma ligação crítica para uma comunicação bem sucedida.[7] A relação sobre a qual deve assentar uma comunicação adequada exige um esforço sincero tanto do doente como do clínico.[1]

A avaliação dos sintomas de OFP deve incluir todos os componentes padrão de uma entrevista médica: queixa principal, histórico da doença atual, histórico médico anterior, medicamentos, revisão dos sistemas e histórico familiar e social. Por vezes, o diagnóstico pode ser feito com base na história ou as possibilidades podem ser significativamente reduzidas. Uma vez que algumas perturbações da OFP não produzem anomalias físicas, a história e a descrição da dor podem servir de base para o diagnóstico.[4,79]

Queixa(s) principal(ais):

Um bom ponto de partida para a anamnese é a obtenção de uma descrição exacta da queixa principal do doente. 10 doente deve poder exprimir os sintomas que motivaram a consulta. É necessário dispor de tempo suficiente para permitir que o doente descreva completamente cada um dos sintomas. As queixas são documentadas por ordem de gravidade, conforme indicado pelo doente, e os pormenores de cada queixa são obtidos de forma sistemática.[7]

História da doença atual:

A história da doença atual deve incluir uma descrição pormenorizada da dor e da sua localização. A EVA ou a escala numérica acima descrita podem ser utilizadas para avaliar a intensidade, e um questionário como o MPQ pode captar a experiência multidimensional da dor. Devem ser obtidos pormenores sobre lesões anteriores, cirurgias e radioterapia Perguntas sobre hábitos como mastigar pastilhas elásticas e cerrar ou ranger os dentes podem revelar factores contributivos importantes que o doente desconhece. Devem ser explorados os efeitos da alimentação, da abertura da boca, do repouso, do exercício e do calor e do frio na dor.[4,79]

Localização-

Muitas vezes, o doente queixa-se de dores em partes do rosto e da cabeça em termos consistentes com a forma como compreende a anatomia. Por conseguinte, é útil pedir ao doente que identifique a localização exacta da dor utilizando um dedo para apontar ou circunscrever a área da dor. A localização da dor nem sempre corresponde à origem da dor. Por conseguinte, a descoberta da fonte, se for diferente da localização, torna-se o processo de investigação posterior.[7] É muito útil fornecer ao doente um desenho da cabeça e do pescoço e pedir-lhe que esboce a localização da dor.[1,4]

Início-

É importante compreender as circunstâncias que precipitaram a dor. Estas circunstâncias podem dar uma grande ideia sobre a etiologia. O trauma é uma causa frequente de dor e deve ser diferenciado da dor secundária a doenças sistémicas ou à função dos maxilares e ao stress psicológico. Também é importante saber como a dor começa em cada episódio, por exemplo, se surge gradual ou subitamente. A hora do dia em que a dor ocorre pode fornecer pistas adicionais.[7,1]

Frequência e duração-

A frequência dos episódios dolorosos fornece informações como, por exemplo, se a dor surge em grupos, se tem períodos de remissão ou se é contínua. A duração da dor é frequentemente registada em dias, semanas ou meses. A duração diária da dor é classificada como constante ou intermitente. A frequência e a duração dos períodos de remissão também são registadas.[7]

Intensidade

A intensidade da dor deve ser estabelecida através da distinção entre dor ligeira e dor grave. O nível de dor é subjetivo e muitas vezes aumentado pelo estado emocional do doente.

A intensidade da dor pode ser medida através de uma classificação verbal (ou seja, ligeira, moderada ou grave), de uma classificação numérica (ou seja, um número entre 0 e 10, em que 0 representa a ausência de dor e 10 a dor mais extrema) ou de uma escala visual analógica (ou seja, uma linha de 10 cm marcada numa extremidade com "ausência de dor" e na outra com "dor mais extrema").

Qualidade

Podem distinguir-se diferentes categorias de diagnóstico de dor com base na qualidade da dor.[7]

<u>**Quadro 13: Categorias de diagnóstico da dor**</u>

Categoria de dor	Qualidade	Sintomas secundários
Músculo-esquelético	Sem brilho Dores Pressão Deprimente Ocasionalmente afiado	Lavagem Hiperalgesia Alodinia Pode ser referenciado a partir de locais distantes Pior com a função
Neurovascular	Palpitante Esfaqueamento Batida	Agravada pelo aumento da pressão intracraniana (ou seja, Valsalva, inclinar-se, atividade física)

	Rítmica	Sensibilidade à luz e/ou ao som
		Náuseas, vómitos
Neuropático	Brilhante	Dormência
	Estimulante	Hiperalgesia
	Queimadura	Parestesia
	Comichão	Alodinia
	Corte	
	Choque elétrico	
Psicogénico	Descritivo	O padrão da queixa não corresponde frequentemente ao fornecimento sensorial anatómico

Sintomas associados-

Muitas vezes, o sintoma associado à queixa principal do doente pode ajudar o clínico a restringir o seu foco de diagnóstico. Devem ser registadas as alterações sensoriais ou motoras, bem como as caraterísticas autonómicas.[7] Devem ser mencionadas sensações como hiperestesia, hipoestesia, parestesia ou disestesia. Deve ser registada qualquer alteração concomitante dos sentidos especiais que afecte a visão, a audição, o olfato ou o paladar. Devem ser reconhecidas as alterações motoras expressas como fraqueza muscular, contracções musculares ou espasmos reais. Devem ser registados vários sintomas autonómicos localizados, por exemplo, os sintomas oculares podem incluir lacrimejamento, infeção das conjuntivas, alterações pupilares e edema das pálpebras.[1]

Modo de escoamento da dor-

O modo de fluxo informa o médico se as dores individuais são constantes ou paroxísticas. Uma dor de fluxo, embora possa variar em intensidade ou ser nitidamente intermitente, é descrita como constante. Esta dor deve ser distinguida da dor paroxística, que consiste, caraterísticamente, em súbitos saltos ou pancadas. As pancadas podem variar consideravelmente, tanto em termos de intensidade como de duração. Quando ocorrem frequentemente, a dor pode tornar-se quase contínua.[1]

Factores agravantes e atenuantes

As alterações sensoriais, como a diminuição ou o aumento da perceção do tato ou da dor, podem estar relacionadas com perturbações neuropáticas. Os factores agravantes e atenuantes também fornecem informações importantes. Os exemplos incluem factores precipitantes, como o vento leve, o toque ou o barbear, e factores agravantes, como o stress emocional.[7] Os factores agravantes e atenuantes incluem actividades funcionais, modalidades físicas, medicamentos, stress emocional e qualidade do sono.[1]

Tratamentos anteriores:

As intervenções prévias de tratamento médico e dentário para cada queixa devem ser enumeradas juntamente com a perceção do doente sobre os resultados. Os resultados de tratamentos anteriores podem dar uma ideia da natureza da queixa. Por exemplo, se os medicamentos AINE aliviaram a dor, não é provável que a causa seja neuropática. A recordação do doente sobre os medicamentos, as dosagens e a duração da medicação deve ser registada para evitar o retratamento de uma terapêutica falhada ou para determinar se determinados medicamentos foram experimentados na dose adequada e durante um período de tempo apropriado. Esta parte da entrevista pode também indicar a adesão do doente ao tratamento.[7]

Historial médico e dentário:

Uma vez que a dor pode ser um sintoma relacionado com muitas doenças e distorções físicas, é essencial que a condição médica passada e presente seja cuidadosamente avaliada.[1] Devem ser documentadas doenças passadas, cirurgias, uso de medicamentos a longo e curto prazo, anomalias genéticas ou de desenvolvimento e quaisquer sequelas. O consumo de tabaco, álcool e cafeína deve ser registado, bem como o abuso de substâncias no passado ou no presente. Além disso, o doente deve ser questionado sobre traumas físicos e/ou emocionais.

Deve ser obtida uma história dentária completa, particularmente no que diz respeito à queixa principal. É importante documentar as complicações das terapias, bem como qualquer comportamento, como o cerramento, o bruxismo ou outros hábitos parafucais. [7]

Revisão de sistemas:

Uma vez que as queixas do doente podem ser uma manifestação de uma doença sistémica, este deve ser questionado sobre quaisquer sintomas que possam estar relacionados com doenças sistémicas, como as que afectam o tecido conjuntivo, bem como doenças auto-imunes, fibromialgia, diabetes, doenças cardiovasculares ou doença de Lyme. Os maus hábitos de sono e as perturbações do sono estão frequentemente presentes na população com dor crónica; por conseguinte, é também importante discutir a qualidade e a quantidade do sono, o ressonar e a marcha do sono.[7]

História Psicológica:

À medida que a dor se torna mais crónica, os factores psicológicos relacionados com a queixa de dor tornam-se mais comuns. A avaliação fisiológica de rotina pode não ser necessária no caso de dor aguda; no entanto, no caso de dor crónica, torna-se essencial. A história psicológica pode fornecer informações sobre o estado mental do doente e as suas capacidades de resposta, as interações com os outros e a presença de sobreposição psicológica. Além disso, uma apreciação da forma como a dor afecta a vida do doente pode ajudar a orientar o tratamento.

Existem vários instrumentos de medição que podem ser utilizados para avaliar o estado psicológico do doente, tais como o inventário multidimensional da dor (MPI), a lista de verificação de sintomas 90 (SCL-90) IMPATH e a escala TMJ.

Há uma série de condições psicológicas que contribuem para as perturbações da dor ou que são efetivamente responsáveis por elas. Uma categoria dessas condições são as perturbações somatoformes, que incluem as perturbações somatoformes da dor, as perturbações de conversão e a hipocondríase.

A avaliação psicológica também é importante para identificar outras perturbações mentais, como as perturbações do humor (depressão) e as perturbações de ansiedade. Uma avaliação da presença de stress e da resposta do doente ao stress é extremamente importante para o processo de diagnóstico. É necessário determinar se o doente tem depressão e/ou ansiedade, que são frequentemente factores comórbidos e complicadores relacionados com a dor crónica.

Existe também uma categoria ampla que inclui factores psicológicos que afectam uma condição física. Nesta categoria, o fator psicológico pode não ser suficientemente significativo para justificar uma perturbação própria, mas de facto afecta uma condição existente. É provável que esta categoria seja a condição psicológica mais comum associada às perturbações de dor orofacial crónica.

CAPÍTULO 7B

DIAGNÓSTICO E INVESTIGAÇÃO

Exame clínico da dor orofacial:

Localizar a origem da dor-

Embora a história seja importante para identificar o local da dor, é o exame que é mais útil para localizar a verdadeira fonte da dor. Um dos passos mais importantes que o médico pode dar no doente que apresenta dor orofacial é determinar o local da dor e se este coincide com a fonte de dor. Um fenómeno comum associado à dor orofacial que muitas vezes confunde o doente e o médico é a dor heterotópica. A dor primária ocorre na fonte e é frequentemente o caso em lesões ou infecções agudas. Este não é um problema difícil de diagnosticar e tratar quando não existem outras fontes de dor. Quando a fonte de dor não está localizada na região de perceção da dor, surgem dilemas de diagnóstico e, muitas vezes, são efectuados tratamentos desnecessários. Este fenómeno é designado por dor heterotópica.[1,79]

Outro desafio de diagnóstico é a dor referida. A dor referida descreve a dor sentida num local servido por um nervo, mas a fonte de nocicepção chega ao subnúcleo caudal por um nervo diferente. A convergência de múltiplos nervos sensoriais que transportam informação para os núcleos espinhais do trigémeo a partir de tecidos cutâneos e profundos localizados em toda a cabeça e pescoço define o cenário da dor referida. Esta convergência explica a forma como a nocicepção intracraniana, do pescoço, do ombro ou da garganta pode, na realidade, excitar neurónios de segunda ordem que recebem estímulos das estruturas faciais.[79]

As dores primárias podem ser diferenciadas das dores referidas pelas suas caraterísticas durante a provocação local. As dores referidas são totalmente dependentes da fonte original de dor. Por conseguinte, quando uma fonte de dor é localizada durante um exame, a palpação da fonte não só aumentará a dor na fonte, como também aumentará provavelmente a dor no local referido. Se a palpação do local de dor não aumentar a dor, deve suspeitar-se do local de dor referido.[1]

Se a informação obtida durante o exame não for suficientemente completa para identificar a dor, pode ser necessário proceder ao bloqueio anestésico local seletivo de tecidos selecionados. Se o bloqueio anestésico local não reduzir a dor, a origem da dor é diferente da localização da dor. Por outro lado, quando a fonte de dor é bloqueada com anestesia, a dor será reduzida não só na fonte, mas também no local.[1]

As quatro regras seguintes resumem as técnicas de exame utilizadas para diferenciar a dor primária da dor referida[1] :

1. A provocação local do local da dor não aumenta a dor.

2. A provocação local da fonte de dor aumenta a dor, não só na fonte mas também no local.

3. O bloqueio anestésico local do local da dor não diminui a dor.

4. O bloqueio anestésico local da fonte de dor diminui a dor tanto na fonte como no local.

Exame geral:

Sinais vitais-

São registados a tensão arterial, a frequência de pulso, a frequência respiratória, a temperatura e o peso. A avaliação dos sinais vitais é importante para todos os doentes, mas especialmente para aqueles que estão medicamente comprometidos ou que estão a tomar medicamentos.[7] Embora esta informação possa nem sempre ser útil para fazer um diagnóstico, em alguns casos pode revelar-se um dos principais factores que contribuem para a dor. Por exemplo, certas dores de cabeça podem estar associadas à hipertensão.[1]

Exame neurológico-

As queixas de dor orofacial podem ser o resultado de um problema neurológico. O rastreio do crânio deve fazer parte do exame de um doente com dor orofacial para excluir uma lesão do SNC, como um tumor, um aneurisma ou uma esclerose múltipla. Um resultado positivo de disfunção motora ou sensorial ao longo de uma distribuição de um nervo craniano exige investigações adicionais e a consulta de um neurologista ou neurocirurgião.[79,7]

Quadro 14: Exame dos nervos cranianos[4]

Nariz craniano	Função	Queixa habitual	Teste de função	Físico Conclusões
I (olfativo)	Cheiro	Ausência ou perda de "sabor" se bilateral	Sentido do olfato com cada narina	ausência de resposta a estímulos olfactivos
II (ótica)	Visão	Perda de visão	Acuidade visual; campos visuais de cada olho	Diminuição da acuidade visual ou perda do campo visual
III (Oculomotor)	Movimento ocular Constrição pupilar	Visão dupla	Movimento da pupila e dos olhos	incapacidade de mover o olho no campo de movimento do músculo; Anomalias pupilares
IV (Troclear)	Movimento dos olhos	Visão dupla, especialmente no olhar para baixo e medial	Capacidade de mover o olho para baixo e para dentro	pode ser difícil detetar qualquer coisa se o terceiro nervo estiver intacto
V (Trigémeo)	Sensação facial, nasal e oral	Dormência Parestesia	Toque ligeiro e sensação de picada de	diminuição do reflexo do pino e ausência do reflexo corneano; fraqueza de

	Movimento dos maxilares		agulha no rosto Reflexo da córnea Masseter	mastigatório músculos
			contração	
VI (Abducente)	Movimento dos olhos	Visão dupla no olhar lateral para baixo	Mover os olhos lateralmente	falha de abdução do olho
VII (Facial)	Movimento facial	Falta de movimento facial Fechamento dos olhos Disartria	Contração facial Sorrindo	assimetria da contração facial
VII (auditivo e vestibular)	Audição Equilíbrio	Perda de audição Zumbido Vitiligo	Teste auditivo Nistagmo Equilíbrio	diminuição da audição Ataxia de Nystagmaus
IX (Glossophar yngeal)	Movimento palatal	Problemas de deglutição	Elevação do palato	palato assimétrico
X (Vago)	Cordas vocais	Dificuldade em engolir	Cordas vocais	voz rouca
XI (acessório da coluna vertebral)	Vira o pescoço	Nenhum	Contração do músculo esternocleido mastoideu e do trapézio	paralisia do músculo esternocleidomastóideo
XII (Hypoglossa l)	Move a língua	Disartria	Protrusão da língua	perda de peso e fasciculação ou desvio da língua

Exame do nervo trigémeo (V):

A.Exame sensorial-

As divisões sensoriais podem ser testadas através da investigação de

238

a. Dor (por alfinete), temperatura e tato ligeiro (por chicotes de algodão) sobre as zonas da pele e da mucosa do rosto correspondentes às três divisões sensoriais.

b. Lesões cutâneas trópicas do rosto.

Secreção das glândulas salivares, bucais e lacrimais. [83,84,85]

B. Exame motor-

a. Contração dos músculos masseteres e temporais - Pede-se ao doente que cerre os dentes ou morda com força. Ao mesmo tempo, são palpadas as contracções destes músculos. A contração assimétrica dos dois lados, por paresia ou paralisia, pode ser facilmente apreciada e é sugestiva de envolvimento da raiz motora.

b. Desvio da mandíbula - Pede-se ao doente que abra bem a boca e observa-se o desvio da mandíbula. A mandíbula desvia-se para o lado paralisado.

c. Movimento lateral da mandíbula - Pede-se ao doente que mova a mandíbula inferior de um lado para o outro, de preferência contra resistência. O movimento está diminuído ou ausente no lado oposto ao da paralisia. [83,84,85]

d. Esvaziamento acima e abaixo do zigoma - Devido à perda de massa dos músculos temporal e masseter.

e. Na paralisia do tensor do tímpano, pode haver surdez parcial para sons graves e na paralisia do tensor do palato, uma ligeira descida do arco palatofaríngeo.

f. Na paralisia bilateral dos músculos da mastigação, o maxilar inferior desce e os movimentos activos da mandíbula não podem ser realizados.

C. Reflexos

a. Reflexo da córnea

Este teste deve ser previamente explicado ao doente. Tocar ligeiramente o bordo lateral da córnea e a margem conjuntival adjacente com um fio de algodão, pedindo ao doente que olhe para longe ou para o teto. Normalmente, o pestanejo é bilateral, independentemente do lado testado.

O reflexo da córnea perde-se em qualquer lesão que envolva o arco reflexo. Também pode ser perdido em lesões do lobo parietal.

b. Mandíbula Jerk

Pede-se ao doente que deixe o maxilar ligeiramente aberto. O examinador coloca então o dedo indicador esquerdo por baixo do lábio inferior e bate-lhe com o martelo de percussão em direção descendente. Pode ocorrer um ligeiro movimento ascendente palpável do maxilar imediatamente após a batida. O movimento da mandíbula é exagerado na paralisia pseudobulbar.

c. Reflexo de pestanejar

A percussão sobre o rebordo supraorbital resulta na contração bilateral do músculo orbicularis oculi.

Aferente: nervo trigémeo

Eferente: Nervo facial

Exame do nervo facial (VII):

A. Inspeção

a. Observar o rosto para detetar qualquer assimetria que possa estar relacionada com a paresia dos músculos faciais.

b. Observar a simetria do pestanejar e do fechar dos olhos e a presença de tiques ou espasmos da musculatura facial.

c. Observar os movimentos espontâneos do rosto. [83,84,85]

B.Exame motor-

A função motora do nervo facial é testada através de uma pergunta ao doente:

a. Para levantar as sobrancelhas

b. Enrugar a testa olhando para cima

c. Fechar os olhos com a maior força possível

d. Para mostrar os dentes; o ângulo da boca é desenhado para o lado saudável

e. Para soprar as bochechas contra a boca fechada

f. Para fechar a boca

g. Para assobiar [83,84,85]

C.Exame sensorial

Gosto-

- A língua deve ser mantida protruída. Não se deve permitir que o doente fale durante o exame.

- Examinar separadamente os dois terços anteriores de cada metade da língua.

- Segurar suavemente a língua protuberante com uma zaragatoa e limpar a saliva.

- Utilizar soluções fortes de açúcar e sal comum e soluções semanais de ácido cítrico e quinino para testar o sabor doce, salgado, azedo e amargo, respetivamente.

- Peça ao doente para identificar a substância, apontando a palavra adequada escrita num cartão. [83,84,85]

D.Exame das funções secretoras-

   a. Lacrimação-

   • Teste de Schirmer - Manter um pedaço de papel mata-borrão especial sob a pálpebra inferior e retirá-lo após 5 minutos. Normalmente, pelo menos 10 mm do papel mata-borrão serão humedecidos pela secreção lacrimal evocada.

   • Reflexo nasolacrimal - Reflexo de secreção de lágrimas geralmente produzido por estimulação da mucosa nasal.

b. Salivação-

   • Colocar uma substância muito aromatizada sobre a língua.

   • Pedir ao doente para elevar a língua.

• Observa-se um fornecimento abundante de saliva a partir do ducto submandibular se não houver interferência com as funções secretoras. [83,84,85]

E.Exame dos Reflexos

a. Reflexo da córnea

Aferente - Nervo trigémeo

Eferente - Nervo facial

b. Reflexo estapediano

Quando o estribo é estimulado por um ruído forte, normalmente a contração reflexa do estribo leva à redução da transmissão do som. [83,84,85]

Exame do nervo glossofaríngeo (IX):

O nervo glossofaríngeo raramente é danificado isoladamente. É examinado o seguinte:

   a. Gosto na parte posterior da língua.

b. Reflexo faríngeo - Contração após fazer cócegas na parte posterior da faringe com um pequeno pau coberto de algodão. O componente eferente requer inervação vagal da musculatura palatina. [83,84,85]

Exame do nervo hipoglosso (XII):

Pede-se ao doente que ponha a língua de fora.

a. Procurar qualquer desvio da língua protrusa.

b. Procurar movimentos anormais da língua (movimentos de vaivém da língua como na coreia)

c. Avaliar a força de cada metade da língua, pedindo ao doente para empurrar com a língua contra o dedo do examinador mantido sobre a bochecha.

d. Procure qualquer perda, tremor ou fibrilhação. [83,84,85]

Ouvido, nariz e garganta:

Os doentes que se queixam de dor na ATM ou de dor nos dentes ou na face podem estar a sofrer de doenças ou infecções do ouvido, do nariz ou da garganta.

O exame do ouvido externo, do canal auditivo externo e da membrana timpânica é efectuado com o otoscópio. O canal auditivo externo pode ser examinado puxando a orelha para cima e para trás. O canal é observado para detetar sinais de infeção, inflamação, descarga ou obstrução. A infeção do meato auditivo externo pode ser identificada empurrando-o para dentro em direção ao tragus. A audição deve ser verificada tal como no exame do oitavo nervo craniano.

Ao avaliar o nariz e os seios nasais, a pele que cobre o nariz é primeiro inspeccionada para detetar anomalias, tais como úlceras inexplicáveis ou crescimentos de tecidos. As narinas podem ser avaliadas utilizando uma luz adequada e um espéculo nasal. A dor causada pela sinusite pode ser detectada através da palpação da pele sobre o seio maxilar, da manobra de Valsalva e da inclinação para a frente.

Cada glândula salivar principal, ou seja, as glândulas parótida, submandibular e sublingual, é palpada. Os orifícios dos ductos das glândulas salivares podem ser inspeccionados intra-oralmente para confirmar o funcionamento normal e o fluxo salivar. Se não for observado um fluxo espontâneo após a secagem da área de saída, a glândula pode ser massajada para verificar a cor e a consistência do fluido.

A orofaringe é facilmente visualizada através da retração da língua com um abaixador de língua ou um espelho dentário. As amígdalas palatinas e as paredes posteriores da faringe devem ser inspeccionadas. Não são necessários instrumentos especiais.

Como parte do exame da cabeça e do pescoço, o médico deve palpar os gânglios linfáticos, incluindo as cadeias cervicais submentuais, submandibulares, superficiais e profundas. [1,79,7]

Avaliação do colo do útero:

É comum que a dor orofacial seja causada e referida a partir de locais de dor primários nas estruturas cervicais. Por conseguinte, é importante avaliar o pescoço para detetar a dor ou as dificuldades de movimento.

A mobilidade do pescoço é examinada em termos de amplitude e de sintomas. Pede-se ao doente que olhe primeiro para a direita e depois para a esquerda. Deve haver pelo menos 70 graus de rotação em cada direção. Em seguida, pede-se ao doente que olhe para cima e depois para baixo, tanto quanto possível. Normalmente, a cabeça deve estender-se cerca de 60 graus para cima e fletir 45 graus para baixo. Por fim, pede-se ao doente que dobre o pescoço para a direita e para a esquerda. Esta flexão deve ser possível até cerca de 40 graus para cada lado. Qualquer dor registada e qualquer limitação de movimento são cuidadosamente investigadas para determinar se a sua origem é um problema muscular ou vertebral. [1,7]

Exame muscular:

A dor músculo-esquelética, principalmente dos músculos mastigatórios, é a causa mais prevalente de dor crónica na região orofacial. Por conseguinte, a palpação dos músculos é importante não só para determinar a eqaulidade do tamanho e da firmeza, mas também, e sobretudo, para verificar a dor ou a sensibilidade à palpação e a referência da dor. A palpação muscular é um passo muito importante no diagnóstico das DTM e das síndromes de dor miofascial. A dor que é reproduzida ou aumentada como resultado da palpação muscular pode indicar a origem da dor e o diagnóstico. A palpação dos masséteres, dos músculos temporais profundos e superficiais, dos pterigóides medial e lateral, do supra-hióideo, do milóide e do ventre anterior do digástrico deve ser incluída no exame.

A palpação deve ser efectuada bilateralmente, numa posição descontraída, com a ponta do dedo ou por palpação em pinça, quando não existe suporte ósseo subjacente. Durante o exame, o doente deve estar sentado de frente para o médico, de forma a que este possa observar as reacções do doente.

Através de estímulos mecânicos provocados pela pressão digital, os neurónios nociceptivos localizados nas estruturas musculares e miofasciais são estimulados a detetar e a transmitir mensagens de dor ao sistema nervoso central. A graduação da resposta do doente à palpação permite avaliar a gravidade da dor e é utilizada para medir a eficácia de uma determinada modalidade de tratamento nas consultas de seguimento. A palpação deve ser realizada com uma pressão de 1,5 kg, que é suficientemente forte para provocar uma mensagem de dor em doentes sintomáticos e suficientemente suave para não provocar dor em indivíduos de controlo assintomáticos.

A palpação muscular também é classificada de 0 a 3, de acordo com a resposta do doente. É registado um 0 (zero) quando o músculo é palpado e não há dor ou sensibilidade registada pelo doente. É registado um 1 se o doente responder que a palpação é desconfortável. Regista-se um 2 se o doente sentir um desconforto ou uma dor definitiva. Regista-se um 3 se o doente mostrar uma atitude evasiva ou lacrimejar ou verbalizar o desejo de não voltar a palpar a zona.

A palpação também pode revelar pontos de gatilho miofaciais, que são locais hiperirritáveis nas bandas musculares ensinadas. A provocação de um ponto de gatilho causa desconforto no local e dor referida a uma zona de referência previsível. Quando o paciente apresenta dores fortes, este ponto é continuamente pressionado durante 8 a 10 segundos para estimular a dor referida. Quando as zonas de dor referida são reproduzidas, é efectuado um diagnóstico de dor miofascial, que requer modalidades de tratamento específicas. [1,7]

Palpação dos músculos da mastigação:

Temporalis-

O temporal está dividido em três áreas funcionais, pelo que cada área é palpada de forma independente. A região *anterior* é palpada acima do arco zigomático e anterior à ATM. A região *média* é palpada diretamente acima da ATM e superiormente ao arco zigomático. A região *posterior* é palpada acima e atrás da orelha. Em caso de dúvida quanto à colocação correta dos dedos, pede-se ao doente que aperte os dentes. O temporal contrai-se e as fibras devem ser sentidas sob a ponta dos dedos. É útil estar posicionado atrás do doente e utilizar as mãos direita e esquerda para palpar simultaneamente as respectivas áreas musculares. Durante a palpação de cada zona, pergunta-se ao doente se lhe dói ou se é apenas incómodo, e a resposta é classificada como 0, 1, 2 ou 3, de acordo com os critérios anteriormente descritos. Se for localizado um ponto de gatilho, este deve ser identificado na ficha de exame, juntamente com qualquer padrão de referência. Ao avaliar o músculo temporal, é também importante palpar o seu tendão. O tendão do temporal é palpado colocando o dedo de uma mão intra-oralmente na borda anterior do ramo e o dedo da outra mão extra-oralmente na mesma área. O dedo intra-oral é movido para cima da borda anterior do ramo até que o processo coronoide e o tendão sejam palpados. Pede-se ao doente que assinale qualquer desconforto ou dor.[73,86]

Masseter-

O masseter é palpado bilateralmente nas suas ligações superior e inferior. Primeiro, os dedos são colocados em cada arco zigomático (imediatamente anterior à ATM). De seguida, descem ligeiramente até à porção do masseter ligada ao arco zigomático, imediatamente anterior à articulação. Uma vez palpada esta porção (o masseter profundo), os dedos descem até à fixação inferior na borda inferior do ramo. A área de palpação situa-se diretamente acima da fixação do corpo do masséter (isto é, o masséter superficial) e a resposta do doente é registada.

Pterigoide lateral

Inferior

Contração

Quando o pterigóideo lateral inferior se contrai, a mandíbula é protruída e/ou a boca é aberta. A manipulação funcional é melhor realizada quando o paciente faz um movimento protrusivo, pois este músculo é o principal músculo protrusivo. Também está ativo durante a abertura, mas o mesmo acontece com outros músculos, o que torna os achados mais confusos. Por conseguinte, a manipulação mais eficaz consiste em fazer com que o doente se projecte contra a resistência fornecida pelo examinador. Se o pterigóideo lateral inferior for a fonte da dor, esta atividade aumentará a dor.

Alongamento

O pterigoide lateral inferior estica-se quando os dentes estão em máxima intercuspidação. Portanto, se for a fonte de dor quando os dentes estão cerrados, a dor aumentará. Quando uma lâmina de língua é colocada entre os dentes posteriores, a posição intercuspidal (ICP) não pode ser alcançada e, portanto, o pterigoide lateral inferior não se estica completamente. Consequentemente, morder um separador não aumenta a dor, podendo mesmo diminuí-la ou eliminá-la.

Superior

Contração

O pterigóideo lateral superior contrai-se com os músculos elevadores (temporal, masseter e pterigóideo medial), especialmente durante um golpe de força (cerrar os dentes). Por conseguinte, se for a fonte de dor, o cerrar de dentes aumentará a dor. Se for colocada uma lâmina de língua entre os dentes posteriores bilateralmente e o doente cerrar o separador, a dor aumenta novamente com a contração do pterigoide lateral superior. O alongamento é necessário para permitir distinguir a dor do pterigoide lateral superior da dor do elevador.

Alongamento

Tal como acontece com o pterigóideo lateral inferior, o alongamento do pterigóideo lateral superior ocorre na máxima intercuspidação. Por conseguinte, o alongamento e a contração deste músculo ocorrem durante a mesma atividade, o cerramento. Se o pterigóideo lateral superior for a fonte de dor, o cerrar de dentes irá aumentá-la. A dor no pterigóideo lateral superior pode ser diferenciada da dor no elevador se o paciente abrir bem a boca. Isso alongará os músculos elevadores, mas não o pterigóideo lateral superior. Se a abertura não provoca dor, então a dor do aperto é do pterigoide lateral superior. Se a dor aumenta durante a abertura, então tanto o pterigoide lateral superior como os elevadores podem estar envolvidos. A diferenciação entre a dor no primeiro e no segundo é muitas vezes difícil, a menos que o doente consiga isolar a localização do músculo dorido.

Pterigoide medial

Contração

O pterigóideo medial é um músculo elevador e, por isso, contrai-se quando os dentes estão a juntar-se. Se for a fonte da dor, o facto de apertar os dentes aumenta a dor. Quando se coloca uma lâmina de língua entre os dentes posteriores e o doente a aperta, a dor continua a aumentar porque os elevadores continuam a contrair-se.

Alongamento

O pterigoide medial também se distende quando a boca é aberta. Por conseguinte, se for a fonte de dor, a abertura da boca aumentará a dor.

Avaliação mastigatória:

Amplitude de movimento mandibular

A medição da amplitude de movimento mandibular deve incluir a abertura máxima confortável, a abertura máxima não assistida, independentemente da dor, a abertura máxima assistida, independentemente da dor, e a abertura assistida por alongamento suave. A amplitude dos movimentos laterais e protrusivos também deve ser registada. Estima-se que a abertura mandibular normal varie entre 40 e 55 mm e que movimentos de excursão de pelo menos 7 mm sejam considerados normais. Embora estes sejam intervalos geralmente aceites, a distância de abertura pode variar em função de muitos factores, como o sexo, a estatura, a forma craniofacial e outras variáveis.

O caminho percorrido pela linha média da mandíbula durante a abertura máxima também deve ser observado. No sistema mastigatório saudável, não há alteração no trajeto de abertura reto. Qualquer alteração na abertura é registada. Dois tipos de alterações podem ocorrer: *Desvio* e *Deflexão.* Um desvio é qualquer deslocamento da linha média da mandíbula durante a abertura que desaparece com a continuação da abertura. Uma deflexão é qualquer deslocamento da linha média para um lado que se torna maior com a abertura e não desaparece na abertura máxima.

Os movimentos restritos da mandíbula são causados por fontes extracapsulares ou intracapsulares. As restrições extracapsulares ocorrem tipicamente com espasmos musculares e dor no elevador. As restrições intracapsulares devidas a distúrbios de desarranjo discal envolvem tipicamente apenas um lado da articulação e limitam a abertura mandibular nessa articulação principalmente à rotação.[73,1]

Avaliação da ATM:

A palpação das ATMs bilateralmente na posição fechada e durante os movimentos de abertura e fecho pode detetar sensibilidade, dor, inchaço, sons articulares e padrões de movimento.

A dor ou sensibilidade das ATMs é determinada pela palpação digital das articulações quando a mandíbula está parada e durante o movimento dinâmico. As pontas dos dedos são colocadas simultaneamente sobre os aspectos laterais de ambas as áreas articulares. É aplicada uma força medial nas zonas articulares. Pede-se ao doente que comunique os sintomas e estes são registados com o mesmo código numérico que é utilizado para os músculos. Uma vez registados os sintomas numa posição estática, o doente abre e fecha, e são registados quaisquer sintomas associados a este movimento. Quando o doente abre ao máximo, os dedos devem ser rodados ligeiramente para trás para aplicar força no aspeto posterior do côndilo. A capsulite posterior e a retrodiscite são avaliadas clinicamente desta forma.

A presença de sons articulares durante a abertura da boca e a excursão mandibular pode ser útil no diagnóstico de anomalias intracapsulares, tais como desarranjos internos, defeitos arquitectónicos degenerativos das superfícies articulares. O estalido, a crepitação e o baque terminal (relacionado com a hipertradução) são os sons mais comuns nos doentes com DTM.

Os sons articulares podem ser percepcionados colocando as pontas dos dedos sobre as superfícies laterais da articulação e fazendo com que o doente abra e feche. Muitas vezes, podem ser sentidos com as pontas dos dedos. Um exame mais cuidadoso pode ser efectuado colocando um estetoscópio sobre a área da articulação. Deve registar-se não só o carácter dos sons da articulação (por exemplo, estalido, crepitação), mas também o grau de abertura mandibular (ou seja, a distância interincisal) associado ao som. De igual importância é o facto de o som ocorrer durante a abertura ou o fecho ou poder ser ouvido (ou sentido) durante ambos os movimentos (ou seja, um clique recíproco). [7,73,79,80]

Exame intra-oral:

Deve ser efectuada uma inspeção intra-oral sistemática para detetar alterações na forma, simetria, cor e textura da superfície. Deve ser observada a acumulação de saliva no pavimento da boca. O palato e a língua devem ser examinados em repouso e durante a função para detetar massas subjacentes que possam deslocar ou alterar as estruturas normais.

A dor nos tecidos moles ou superficial pode resultar de lesões do tegumento causadas por traumatismos, tais como irritantes químicos, mecânicos ou térmicos, bem como de neoplasias. Os processos alveolares, as partes laterais e posteriores da língua, o pavimento da boca, a mucosa bucal e o palato duro e mole devem ser inspeccionados visualmente e palpados minuciosamente para identificar anomalias que possam não ser facilmente observadas.

A dentição deve ser examinada para detetar desgaste, dentes danificados e indícios de cáries. Esta inspeção deve ser seguida de sondagem, palpação para verificar a mobilidade dos dentes e percussão dos dentes. Se se suspeitar de um problema pulpar, devem ser incluídos testes térmicos e de vitalidade. A aplicação de pressão diferencial nos dentes, fazendo com que o doente morda rolos de algodão, palitos de madeira ou um dos instrumentos disponíveis no mercado concebidos para aplicar pressão concentrada nas cúspides, pode identificar a dor associada a uma fratura vertical da coroa ou da raiz.

As estruturas periodontais devem ser examinadas para detetar alterações de cor sugestivas de inflamação, alterações da arquitetura gengival que ocorrem com a doença crónica, edema ou outras alterações da superfície. A sondagem periodontal deve ser efectuada para identificar os pontos de hemorragia e as profundidades das bolsas.

A oclusão dentária deve ser avaliada tendo em conta que os achados oclusais podem ser o resultado de um processo de DTM e não a sua causa. Devem ser identificados os contactos dentários na posição máxima intercuspidal, em relação cêntrica e durante os movimentos excursivos. Contactos intensos ou interferências em associação com mobilidade dentária ou sensibilidade dentária podem indicar condições que contribuem para o trauma oclusal.[7,4]

Avaliação da dor:

1. Ferramentas Unidimensionais-

- Escala de classificação numérica (NRS)
A NRS é a escala de avaliação mais utilizada. Os doentes classificam a sua dor numa escala de 0 a 10 ou numa escala de 0 a 5, em que 0 representa "nenhuma dor" e 5 ou 10 representam "a pior dor imaginável". Os níveis de intensidade da dor são medidos no encontro inicial, após o tratamento e periodicamente, conforme sugerido pelas diretrizes e pela situação clínica.

- **Escala visual analógica (EVA)-**

A VAS consiste numa linha de 10 cm, com âncoras em cada extremidade. Numa extremidade está marcado "sem dor" e na outra extremidade está marcado "dor tão má quanto possível" ou "a pior dor imaginável". O doente marca o local na linha para indicar a intensidade da sua dor. O médico mede então a linha com uma régua e atribui uma pontuação.

- **Escalas categóricas-**

As escalas categóricas constituem um meio simples para os doentes classificarem a intensidade da dor utilizando descritores verbais ou visuais da dor. Melzack e Torgerson introduziram uma escala com cinco descritores verbais (ou seja, ligeiro, incómodo, angustiante, horrível e excruciante). A Faces Pain Scale (FPS) para adultos e crianças e a Wong-Baker Faces Rating Scale (para crianças) são escalas categóricas com descritores visuais. A FPS consiste em oito imagens de rostos com várias expressões (por exemplo, sorrindo, franzindo a testa, fazendo careta). O doente seleciona o rosto que é consistente com o seu nível atual de dor.

2. Ferramentas multidimensionais:

- Questionário de dor McGill (MPQ)-

O questionário de dor de McGill (MPQ) (Melzack 1975) é o questionário mais frequentemente utilizado para a avaliação multidimensional da dor. O Questionário de Dor McGill (MPQ) foi criado para medir as qualidades motivacionais-afectivas e cognitivo-avaliativas da dor, para além da experiência sensorial. O questionário foi concebido para captar a natureza multidimensional da dor e para fornecer medidas quantitativas da dor clínica que podem ser tratadas estatisticamente. O questionário permite aos doentes escolher entre 78 adjectivos (organizados em 20 grupos) que descrevem a dor. O formulário foi concebido para avaliar as dimensões sensorial (grupos 1 a 10), afectiva (grupos 11 a 15) e avaliativa (grupo 16) da dor e para produzir um índice de classificação da dor. Há também secções para a localização e as caraterísticas temporais da dor e uma classificação da intensidade atual da dor.

O MPQ é utilizado tanto por clínicos como por investigadores e tem sido útil na investigação e no tratamento da dor, proporcionando uma linguagem comum para avaliar e comparar diferentes experiências de dor e efeitos do tratamento. Foi demonstrado que os descritores verbais discriminam entre danos reversíveis e irreversíveis das fibras nervosas num dente e entre a nevralgia do trigémeo (NT) e a dor facial atípica (AFP).

A dor de dor de dentes e a dor da síndrome da boca ardente (BMS) foram consideradas iguais em magnitude, mas significativamente diferentes na qualidade da dor, conforme avaliado pelo MPQ.

Está disponível um formulário curto (MPQ-SF) que consiste em 15 adjectivos selecionados que os doentes pontuam numa escala de quatro pontos e uma EVA utilizada para medir a intensidade da dor.

- Inventário multidimensional da dor de West Haven-Yale (WHYMPI)

Turk e Rudy desenvolveram a classificação da Avaliação Multiaxial da Dor (MAP) e testaram-na em várias populações com dor, incluindo um grupo de doentes com perturbações temporomandibulares (DTM). A sua avaliação incluiu um questionário de 61 itens, o Inventário Multidimensional da Dor de West Haven-Yale (WHYMPI), que mede o ajustamento à dor numa perspetiva cognitivo-comportamental. Surgiram os seguintes três perfis distintos:

    (1) Disfuncional

    (2) Interpessoalmente perturbado

    (3) Copers adaptáveis[4,6,81]

Teste sensorial quantitativo (QST):

O termo teste sensorial quantitativo (QST) engloba vários métodos utilizados para quantificar a função dos nervos sensoriais. O QST utiliza a avaliação não invasiva e a quantificação da função dos nervos sensoriais em doentes com suspeita de lesão ou doença neurológica. Os conceitos comuns dos métodos QST são que a avaliação de respostas normais e não normais a vários estímulos fornece informações sobre o funcionamento do sistema nervoso periférico e central e que essas respostas podem ser quantificadas pela quantidade de estímulos físicos necessários para evocar níveis específicos de perceção sensorial.

Os estímulos externos são geralmente mecânicos, térmicos ou eléctricos. Os métodos QST podem ser divididos em duas grandes classes. Estes métodos têm sido designados por dependentes da resposta e dependentes do estímulo. Três níveis principais de sensação podem descrever a resposta a estímulos sensoriais externos: limiar de deteção, limiar de dor e tolerância à dor. O valor do limiar descreve o nível de estímulo mais baixo que é detectado ou que produz dor. Na presença de uma patologia, tanto o limiar de dor como o limiar de deteção podem ser alterados.

As modalidades de QST (térmicas, mecânicas, eléctricas, etc.) activam seletivamente diferentes fibras nervosas sensoriais. Os estímulos térmicos activam as fibras C finas não mielinizadas (0,3-1,5 pm de diâmetro, velocidade de condução de 0,4-2 m/s) que constituem 60 a 90% das fibras nervosas cutâneas. Além das fibras C ativadas pelo calor predominantes, um subconjunto importante de fibras C são os nociceptores polimodais que respondem a estímulos nociceptivos químicos, mecânicos e térmicos. As fibras AS têm uma bainha mielinizada fina (1-5 pm de diâmetro, velocidade de condução de 4-30 m/s) e são activadas principalmente por estímulos frios, contacto rápido, calor radiante (incluindo laser) e estimulação mecânica pontual, como um alfinete. As fibras Ap têm um revestimento de mielina mais espesso (6-12 pm de diâmetro, velocidade de condução de 35-70 m/s) e medeiam as sensações tácteis e vibratórias. As fibras Aa são preferencialmente activadas por estímulos eléctricos pulsados no limiar de deteção.

O QST demonstrou ter um elevado valor clínico em várias patologias orofaciais, incluindo desordens temporomandibulares, síndroma da boca ardente, doenças malignas orais, síndroma do queixo dormente, dor pós-traumática e lesões por efeito de chicote. O QST é um instrumento aceite para a avaliação de neuropatias diabéticas e outras anomalias sensoriais. No entanto, é importante notar que, atualmente, o QST não pode ser utilizado isoladamente como instrumento de diagnóstico. O principal ponto fraco do método é a precisão do teste, que depende da resposta do paciente. Vários protocolos de randomização de estímulos foram desenvolvidos para superar esse problema. [4,20,82]

Outros testes de diagnóstico:

Imagiologia

A imagiologia é utilizada para detetar patologias insuspeitas ou para reconhecer o estádio da doença ou para avaliar a eficácia do tratamento. Para escolher o exame mais adequado para o doente, o médico tem de considerar o custo, os potenciais benefícios, a dose de radiação e a disponibilidade das várias técnicas de imagiologia. Em primeiro lugar, o médico deve decidir que tipo de informação é necessária para ajudar no diagnóstico e no tratamento do doente. A RM é mais específica e sensível para a interpretação dos tecidos moles e das condições inflamatórias da articulação. As películas simples, as radiografias panorâmicas, a tomografia convencional e a tomografia computorizada retratam a morfologia óssea e as perturbações da articulação com um grau de pormenor variável. Os resultados esperados em cada modalidade e o efeito no tratamento devem ditar a modalidade mais adequada a escolher numa determinada situação. [1,4,79]

Testes laboratoriais-

Quando o clínico suspeita de problemas médicos significativos, podem ser necessárias análises laboratoriais para confirmar o diagnóstico.[1]

Quadro 15: Testes laboratoriais[7,79]

Suspeita de doença	Testes laboratoriais
Arterite temporal	ESR
	Biópsia da artéria temporal
Artrite reumatoide juvenil	Hemograma completo
	RF
	PCC
	ANA
	ESR
	teste de PCR
Lúpus eritematoso sistémico	Hemograma completo
	ANA
	Anticorpo anti-dsDNA
	Anticorpo anti-Sm
	RF
	Anti-SSA
	Anti-SSB
	Análise de urina
	ESR
	teste de PCR
	Complementos do soro
	Biópsia
Doença de Lyme	Anticorpo fluorescente indireto
	ELISA
	Imunotransferência
	PCR
Esclerose múltipla	RMN
	Estudos de potencial evocado
	Anticorpos antinucleares
	B_{12} nível
	Hemograma completo
	ESR
	Análise de urina
	Níveis elevados de mielina

Abreviaturas:

ANA – Anti nuclear antibody

CCP – Cyclic citrullinated peptide antibody

CRP – C-reactive protein

ESR – Erythrocyte sedimentation rate

RF – Rheumatoid factor

Bloqueios nervosos para diagnóstico:

Os bloqueios nervosos interrompem a transmissão de impulsos nociceptivos através de vias específicas. Se ocorrer alívio da dor, presume-se que se deve à interrupção dos nervos através das vias suspeitas de estarem envolvidas. Por outro lado, a ausência de dor após um bloqueio bem sucedido sugere a possibilidade de um processo central. Podem ocorrer resultados falso-positivos devido aos efeitos sistémicos dos anestésicos locais, ao bloqueio de vias aferentes diferentes das pretendidas e a efeitos placebo. Por outro lado, a ausência de alívio da dor pode dever-se a factores técnicos ou anatómicos. Os bloqueios nervosos para diagnóstico são uma parte valiosa de uma avaliação, mas os resultados podem ser equívocos e nem sempre contribuem para um diagnóstico exato. O bloqueio anestésico local deve ser considerado no contexto de todos os achados clínicos.

A lidocaína (1% a 2% frequentemente com epinefrina) é recomendada para bloqueios nervosos diagnósticos porque produz anestesia rápida, duradoura e extensa. Quando se pretende uma anestesia prolongada para controlo da dor, pode ser utilizada a bupivacaína (0,25%).[4,7,79]

Quadro 16: Anestesia de diagnóstico

Tipo de bloqueio anestésico	Tipo de dor
Bloco dentário	Dor odontogénica
Injecções de pontos-gatilho	Dores miofasciais

Infeção da zona de gatilho	Nevralgia do trigémeo
Bloqueio do nervo auriculotemporal	Dor intracapsular da ATM
Bloqueio intracapsular	Dor intracapsular da ATM
Bloqueio occipital maior	Dor cervicogénica
Bloqueio esfenopalatino	Dor facial neuropática Dor neurovascular
Bloqueio do gânglio estrelado	Dor mantida com simpatia

Eletromiografia (EMG):

A eletromiografia é uma ferramenta útil para medir a atividade muscular e a condução nervosa. Inicialmente, os especialistas acreditavam que, se um músculo doloroso estivesse em espasmo, seria registada uma maior atividade EMG no músculo envolvido. Embora isto seja provavelmente verdade para os mioespasmos, os estudos demonstram agora que a dor muscular não está frequentemente associada a qualquer aumento significativo da atividade EMG. A maioria das dores musculares parece resultar de dor muscular local, dor miofascial ou mialgia mediada centralmente. Estas condições não estão diretamente associadas à contração muscular (e a contração muscular é necessária para produzir um aumento da atividade EMG). Também foi demonstrado que variações relativamente pequenas na colocação dos eléctrodos podem alterar significativamente os registos EMG. Isto significa que os registos efectuados durante várias visitas não podem ser comparados, a menos que se tenha o máximo cuidado de colocar o elétrodo exatamente no mesmo local em cada registo. Com diferenças tão ligeiras e variações tão grandes, os registos EMG não devem ser utilizados para diagnosticar ou monitorizar o tratamento das DTMs. No entanto, está provado que a eletromiografia fornece excelentes informações sobre a função muscular em condições de investigação. Também é útil com várias técnicas de biofeedback para permitir ao doente monitorizar a tensão muscular durante o treino de relaxamento. [7,73]

Dispositivos de rastreio dos maxilares:

Certas DTMs podem produzir alterações nos movimentos normais da mandíbula. Os dispositivos de rastreio da mandíbula fornecem um registo claro dos movimentos mandibulares e facilitam a visualização de movimentos mandibulares específicos em diferentes excursões. Pensa-se que estes dispositivos de rastreio podem ser utilizados para diagnosticar e monitorizar o tratamento das DTMs. Infelizmente, muitos distúrbios intracapsulares e extracapsulares criam desvios e deflexões nas vias de movimento mandibular. Uma vez que um determinado desvio pode não ser específico para uma determinada doença, esta informação só deve ser utilizada em conjunto com a história e os resultados do exame. Não existem provas de que a sensibilidade e a especificidade dos dispositivos de rastreio da mandíbula sejam suficientemente fiáveis para serem utilizadas no diagnóstico e na gestão. [7,73]

Sonografia:

A ecografia é a técnica de registo e demonstração gráfica dos sons das articulações. Algumas técnicas utilizam dispositivos de amplificação de áudio, enquanto outras se baseiam em registos de eco de ultra-sons (ultrassonografia Doppler). Embora estes dispositivos possam registar com precisão os sons articulares, o significado destes sons não está bem estabelecido. Tal como descrito em, os sons articulares estão frequentemente relacionados com distúrbios discais específicos e, por conseguinte, a sua presença pode ter significado. Por outro lado, a presença de sons articulares não denota, por si só, um problema. Muitas articulações saudáveis podem produzir sons durante determinados movimentos. Para que a ecografia tenha significado, deve ser capaz de separar os sons que têm significado para o tratamento daqueles que não têm. Atualmente, a ecografia não fornece ao médico qualquer informação de diagnóstico adicional em relação à palpação manual ou à avaliação estetoscópica. [7,73]

Análise de vibrações:

A análise de vibrações foi sugerida para ajudar no diagnóstico de DTM intracapsular e de desarranjos internos em particular. Esta técnica mede as vibrações minúsculas produzidas pelo côndilo durante a sua translação e tem-se revelado fiável. Alguns parâmetros específicos da análise de vibrações parecem ser sensíveis e específicos para identificar doentes com deslocação do disco em comparação com outros doentes com DTM. Um resultado negativo da análise é altamente preciso para identificar uma articulação normal, e um resultado positivo é mais preciso para identificar uma deslocação discal redutora do que um exame clínico dos sons articulares ou a perceção do doente dos sons articulares. Alguns estudos mostram que a análise das vibrações pode identificar com precisão as perturbações da deslocação do disco. No entanto, a sensibilidade e a especificidade têm sido desejadas, com muitos falsos positivos e negativos. Assim, não existem provas suficientes para justificar a utilização da análise de vibrações na deteção de DTMs. [7,73]

Termografia:

A termografia é uma técnica que regista e ilustra graficamente as temperaturas da superfície da pele. Várias temperaturas são registadas com cores diferentes, produzindo um mapa que representa a superfície em estudo. Foi sugerido que os indivíduos normais têm termogramas bilateralmente simétricos. A partir deste conceito, alguns sugeriram que os termogramas que não são simétricos revelam um problema, como uma DTM. Embora alguns estudos demonstrem que termogramas assimétricos estão associados a DTM, outro estudo não o faz. Verifica-se também que existe uma grande variabilidade da temperatura normal da superfície facial entre os lados. A grande variação entre os lados, os pacientes e os relatórios sugere que, neste momento, a termografia não é uma técnica útil para o diagnóstico e tratamento das DTMs. [773]

Avaliação comportamental e psicológica:

A dor orofacial e a dor crónica em geral podem ser amplificadas por questões psicológicas e comportamentais, que podem contribuir para a etiologia primária, ser um fator dos sintomas do doente e ter influência no tratamento eficaz. Aconselha-se que a parte da recolha da história da avaliação abrangente inclua uma avaliação dos factores comportamentais, sociais, emocionais e cognitivos que podem sustentar ou resultar das queixas de dor do doente. [1,4,7]

Tabela 17: Questões a considerar na avaliação de rastreio[4]
1. Que acontecimentos precedem e seguem o aumento dos episódios de dor?
2. Como é que o tempo é passado durante o dia e a noite?
3. Que actividades são realizadas com mais ou menos frequência desde o início da dor?
4. Que actividades foram modificadas ou eliminadas desde o início da dor?
5. Os familiares ou amigos sofrem de dores crónicas ou de deficiências de natureza semelhante?
6. Caracteriza-se por estar deprimido?
7. Tem alterações do padrão de sono, dos hábitos alimentares, do desejo sexual (sinais vegetativos de depressão)?
8. Houve mudanças nas suas relações com amigos, familiares, colegas de trabalho?
9. Caracteriza-se por ser ansioso ou tenso?
10. Acha que passou por muitas situações de stress no último ano?
11. O que é que acha que está a causar a dor?
12. Tem atualmente alguma queixa de dor diagnosticada ou não diagnosticada noutra parte do corpo?

Não são necessários inventários psicológicos exaustivos para um rastreio ou exame de rotina de todos os doentes com dor orofacial. No entanto, antes de iniciar o tratamento para a dor, o médico deve fazer um rastreio dos hábitos orais, depressão, ansiedade, acontecimentos de vida stressantes, alterações do estilo de vida, ganho secundário e utilização excessiva do sistema de saúde.

A ansiedade e a depressão podem ser frequentemente identificadas através de uma simples pergunta ao doente. Outros factores psicológicos podem ser identificados através de diários de dor ou de instrumentos de autoavaliação, como a escala de Holmes e Rahe para alterações de vida. O instrumento de avaliação interactiva do doente por microcomputador para a saúde (IMPATH), a TMJ Scale e o Screen são dispositivos de rastreio.

A avaliação psicossocial inicial pode indicar a necessidade de uma avaliação mais exaustiva e de mais testes efectuados por um psicólogo e um psiquiatra. Os instrumentos que podem ser utilizados nestes casos incluem a Symptom Checklist-90 Revised (SCL- 90-R), o Minnesota Multiphasic Personality Inventory (MMPI), a Hamilton Depression Scale, o West Haven-Yale Multidimensional Pain Inventory, o McGill Pain Questionnaire, o Multiaxial Assessment of Pain ou o Million Behavioral Questionnaire. É importante interpretar os resultados destes testes no contexto da história e do exame.

CAPÍTULO 8A

TRATAMENTO FARMACOLÓGICO DA DOR OROFACIAL

A terapêutica medicamentosa é uma parte importante do tratamento da dor crónica. A escolha do grupo (ou grupos) de analgésicos e dos medicamentos específicos é o primeiro passo no tratamento. A terapia medicamentosa requer a individualização dos regimes para obter o maior efeito possível. A terapia medicamentosa para a dor crónica envolve frequentemente a utilização simultânea de mais do que um fármaco. Isto tira partido dos diferentes mecanismos de ação dos diferentes fármacos. Pode também permitir a utilização de doses menores e reduzir os efeitos adversos ou os riscos.[4] É necessário conhecer muitos aspectos de um medicamento: indicações e contra-indicações do seu uso, incompatibilidades medicamentosas, interações medicamentosas, modo de administração, modo de metabolismo, dosagens seguras e tóxicas, efeitos secundários e possíveis complicações. É dever do médico conhecer adequadamente o medicamento que está a ser administrado e os doentes que o estão a receber, de modo a garantir a segurança e a eficácia.[1]

1 Agentes analgésicos:

Os medicamentos que reduzem a dor são uma classe importante de medicamentos úteis para o controlo da dor. Os analgésicos são geralmente divididos em três grupos:

A. Não opiáceos

B. Opiáceos

C. Adjuvantes

A. Não opiáceos / Analgésicos não narcóticos:

Este grupo é constituído principalmente por medicamentos anti-inflamatórios não esteróides (AINE) e acetaminofeno.

Os AINEs têm um limite máximo de analgesia. A resposta dos doentes aos AINEs pode variar e, se o ajuste adequado da dose não produzir um efeito analgésico após vários dias a uma semana, é adequado mudar para um AINE diferente. Não é aconselhável prescrever dois AINEs diferentes ao mesmo tempo; em vez disso, deve ser utilizado um AINE e a sua dose e tempo de ação devem ser ajustados para obter o máximo efeito analgésico. As combinações de AINEs aumentam o risco de efeitos secundários.

Pensa-se que os AINEs actuam principalmente no local da lesão, inibindo a enzima ciclo-oxigenase (COX), que é necessária para a síntese de prostaglandinas (PGs), substâncias que sensibilizam os nervos sensoriais periféricos e contribuem para a experiência da dor. Existem dois isómeros identificados da COX: COX_1 e COX_2. A ação da COX_1 produz prostaglandinas que desempenham um papel fisiológico de manutenção na mucosa gástrica, na mucosa renal, nas plaquetas e noutros tecidos. As PGs mantêm a camada protetora da mucosa gástrica, e a perda desta camada torna a mucosa mais vulnerável à erosão. Quanto mais tempo os AINEs forem administrados, maior será o risco de hemorragia gastrointestinal. Existem AINEs que inibem seletivamente apenas uma das isoformas da COX, nomeadamente a COX-2. A inibição da COX-2 parece estar relacionada com os efeitos anti-inflamatórios e analgésicos e apresentam menor risco de hemorragia gastrointestinal e não inibem a agregação plaquetária.[4,1,87]

Num grande estudo realizado por Lanas *et al.* o risco relativo ajustado à idade de apresentar hemorragia digestiva alta foi, em média, para os AINE; foi mais baixo para o aclofenac, o ibuprofeno, a indometacina e o naproxeno. Foi, em média, para os inibidores selectivos da COX-2.[88] A coadministração de misoprostol (um análogo do PG) resultou numa redução do risco de hemorragia gastrointestinal.[89] Os inibidores da bomba de protões também têm sido utilizados concomitantemente para reduzir o risco de erosão gástrica.[89]

A acetaminofena tem geralmente menos efeitos adversos quando comparada com os AINE. Não afecta a função plaquetária, raramente causa perturbações gastrointestinais e pode ser administrado a doentes alérgicos à aspirina ou a outros AINE. A acetaminofena é aproximadamente equipotente à aspirina[4,1] mas existem provas, provenientes de ensaios clínicos aleatórios, de que a acetaminofena é ligeiramente menos eficaz nas crises de enxaqueca do que outros AINE.[88]

B.Opióides / Analgésicos narcóticos:

Os analgésicos narcóticos compreendem três classes de fármacos: agonistas semelhantes à morfina, agonistas-antagonistas mistos e antagonistas parciais. Entre os agonistas semelhantes à morfina contam-se a codeína, a hidrocodona, a oxicodona, a meperidina, o propoxifeno, a morfina, a hidromorfona, a metadona, o levofanol, a oximorfona e a heroína. A pentazocina, a nalbufina e o butorfanol representam fármacos agonistas-antagonistas mistos. A bupernorfina é um agonista parcial.[1]

O maior grupo de opiáceos habitualmente utilizado para analgesia é constituído pelos agonistas semelhantes à morfina. Os seus efeitos mais importantes são no SNC e no sistema gastrointestinal. Estes fármacos ligam-se aos receptores m-opióides, o que resulta em acções que conduzem aos efeitos analgésicos. Os opiáceos exercem uma série de efeitos após a ligação aos receptores. Os efeitos ao nível da membrana incluem a abertura dos canais de potássio e a inibição dos canais de cálcio dependentes da voltagem, conduzindo a uma diminuição da excitabilidade neuronal. Os opiáceos aumentam a atividade em algumas vias neuronais (como as vias inibitórias descendentes), mas podem fazê-lo suprimindo o disparo de interneurónios inibitórios. Ao nível da coluna vertebral, a morfina inibe a transmissão de impulsos nociceptivos através do corno dorsal.[4]

Os narcóticos são úteis na dor aguda grave e na dor crónica do cancro. Tem havido um interesse crescente na utilização de analgésicos opióides para a dor crónica não maligna. Os efeitos secundários dos narcóticos incluem obstipação, tolerância, dependência física e/ou vício. A prática de analgésicos opiáceos continua a ser controversa, e a preocupação com a dependência e o comportamento é o argumento apresentado contra a utilização de opiáceos. A preocupação prende-se com o risco de incapacidade adicional e de comportamento antissocial com a utilização prolongada de opiáceos. Um acordo entre o doente e o médico, juntamente com uma monitorização rigorosa, minimiza o potencial uso indevido.[4,1,90]

Os analgésicos opiáceos orais demonstraram eficácia em ensaios clínicos randomizados com duração de oito dias a oito semanas em pacientes com uma variedade de condições de NP periféricas e centrais, incluindo DPN dolorosa, PHN e dor do membro fantasma.[91] A combinação de gabapentina e morfina alcançou melhor analgesia em doses mais baixas de cada fármaco do que como agente único, sendo a obstipação, a sedação e a boca seca os efeitos adversos mais frequentes.[92]

C.Medicamentos adjuvantes:

Este grupo de medicamentos foi aprovado para utilização noutras condições para além da dor. Sozinhos ou em combinação com outros analgésicos e adjuvantes, têm-se revelado úteis no tratamento da dor. Não são utilizados principalmente como analgésicos, mas em determinadas condições e com determinadas perturbações podem reduzir a dor. Estes incluem antidepressivos tricíclicos, anti-histamínicos, cafeína, dextromfetamina, esteróides, fenotiazinas e anticonvulsivantes.[4,1]

1. Antidepressivos-

Este grupo de medicamentos inclui os antidepressivos tricíclicos (TCA) e. g. amitriptilina, imipramina e inibidores selectivos da recaptação da serotonina (SSRI) e.g. duloxetina, venlafaxina.[1,91,96]

A informação relativa à dor proveniente da periferia atravessa uma via sináptica comum no corno dorsal da medula espinal e no seu homólogo, o núcleo espinal do trigémeo no tronco cerebral. Pensa-se que os neurotransmissores serotonina e norepinefrina desempenham um papel nas transmissões inibitórias descendentes do cérebro para o corno dorsal, modulando os impulsos nociceptivos. Os TCAs e os SSRIs bloqueiam a recaptação da serotonina e da norepinefrina, o que se pensa que melhora o sistema inibitório central no processamento da dor. Estes efeitos ocorrem em doses inferiores às necessárias para um efeito antidepressivo.[1,96,97]

Os efeitos adversos dos TCA incluem sedação, efeitos anticolinérgicos (por exemplo, boca seca, obstipação e retenção urinária), hipotensão ortostática, aumento do apetite e aumento de peso. Os SSRIs têm melhor eficácia e significativamente menos efeitos secundários.[1,91]

As revisões sistemáticas concluíram de forma consistente que os ensaios controlados por placebo apoiaram a eficácia dos TCAs no tratamento de doentes com dor neuropática, especialmente nevralgia pós-herpética e DPN dolorosa. Os TCAs não diferiram significativamente do placebo em ensaios clínicos randomizados de doentes com neuropatia por VIH, lesão da medula espinal, neuropatia por cisplatina, dor neuropática do cancro, dor do membro fantasma e dor crónica da raiz lombar.[91] Estudos demonstraram a eficácia dos SSRI na DPN dolorosa e na dor orofacial crónica não orgânica.[91,97,98]

2. Anticonvulsivantes-

Os medicamentos anticonvulsivos são úteis em certas condições de dor, especificamente dores neuropáticas. Um dos anticonvulsivantes mais antigos e ainda utilizado com frequência é a carbamazepina.[1] Os estudos efectuados demonstraram a eficácia da carbamazepina no tratamento da nevralgia do trigémeo.[99] A oxcarbazepina e a fenitoína também são úteis no tratamento da dor nevrálgica.[99,100,101] Os efeitos secundários destes medicamentos incluem sedação, tonturas, ataxia e alterações de humor.[4]

Os novos anticonvulsivantes, como a gabapentina e a pregabalina, estão a receber atenção como possíveis terapias para a dor. A gabapentina e a pregabalina ligam-se à subunidade a2-d dos canais de cálcio dependentes da voltagem, diminuindo a libertação de glutamato, norepinefrina e substância P.[91] A redução da dor foi maior com a gabapentina do que com o placebo em ensaios clínicos randomizados (RCT) sobre PHN, DPN dolorosa, dor do membro fantasma, diversas condições de NP periféricas, síndrome de Guillain-Barré, dor neuropática do cancro e dor aguda e crónica da lesão da medula espinal.[91,102,103,104] Um ensaio clínico randomizado demonstrou que a pregabalina reduz a dor e melhora os distúrbios do sono e do humor em doentes com nevralgia pós-herpética.[91,105,106] A gabapentina e a pregabalina têm efeitos secundários relativamente menores em comparação com os medicamentos anticonvulsivantes tradicionais.[4,91]

3. Relaxantes musculares-

Os relaxantes musculares ajudam a aliviar a dor muscular aguda ou crónica e o espasmo muscular, que é um achado comum nas doenças craniomandibulares. Os agentes como o carisoprodol, o metocarbamol, o carbamato de clorfenesina, a metaxalona, a cloroxazona, o citrato de orfenadrina, o diazepam e a ciclobenzaprina, com ou sem combinação de analgésicos, são considerados eficazes para proporcionar alívio sintomático.[107]

Os relaxantes musculares deprimem os reflexos polissinápticos espinhais preferencialmente em relação aos reflexos monossinápticos. Os relaxantes musculares afectam a atividade neuronal associada aos reflexos de estiramento muscular, principalmente na área reticular lateral do tronco cerebral.[7] O doente não pode permanecer em ambulatório. Por conseguinte, a utilização de relaxantes musculares potentes deve ser limitada a doentes hospitalizados e administrada sob supervisão especializada.[1]

A tizanidina provou ser um adjuvante eficaz no tratamento da cefaleia crónica diária (enxaqueca crónica).[7,108,109] O beclofeno é considerado útil no tratamento da SDMP.[110] A ciclobenzaprina com ibuprofeno provou ser eficaz na tensão miofascial aguda.[111]

4. Agentes Ansiolíticos-

Os tranquilizantes, como as fenotiazinas, são muito úteis no controlo da dor, reduzindo os efeitos moduladores da ansiedade e da apreensão. Alguns deles têm também ação relaxante muscular. As desvantagens incluem o potencial de tolerância e dependência e o abuso de drogas. Quando utilizadas para o controlo da dor, devem ser prescritas apenas por períodos limitados.[1,87]

O clonazepam é uma benzodiazepina que pode ter alguns efeitos redutores da dor em certas perturbações da dor neuropática. Tem sido utilizado especificamente para as perturbações de ardor na boca.[112,113]

5. Agentes Anti-inflamatórios-

Para além dos analgésicos anti-inflamatórios, existem vários medicamentos similares não esteróides utilizados principalmente pelo seu efeito anti-inflamatório. São ligeiramente analgésicos e antipiréticos. O efeito terapêutico parece estar relacionado com a inibição da biossíntese das prostaglandinas. Estes agentes não alteram a evolução da doença, limitando-se a suprimir os sintomas da inflamação.

Os corticosteróides exercem um potente efeito anti-inflamatório, presumivelmente por actuarem na inibição da biossíntese das prostaglandinas. Estudos demonstraram que a aplicação local de corticosteróides interrompe rápida e eficazmente a dor provocada por fibras nervosas danificadas em neuromas experimentais.[1,114]

6. Agentes Antimicrobianos-

Existe uma variedade de antibióticos e outros medicamentos antimicrobianos disponíveis para administração tópica e sistémica. É muito interessante notar que alguns antibióticos podem efetivamente ter qualidades analgésicas e anti-inflamatórias.[115,116] A terapêutica antibiótica a longo prazo cria factores de risco significativos para o doente e essa terapêutica não deve ser continuada quando o alívio da dor é o único efeito terapêutico.[1]

7. Agentes antivirais

O aciclovir, o valaciclovir e o famciclovir são medicamentos eficazes no tratamento de infecções causadas pelo herpes simplex (HSV-1, HSV-2) e pelo herpes zoster.[1,117,118] Podem ser administrados por via tópica, oral ou intravenosa. Parecem ser mais eficazes no tratamento de infecções primárias do que de episódios recorrentes.[1]

8. Agentes anti-histamínicos

Os anti-histamínicos neutralizam a ação vasodilatadora da histamina através do bloqueio de determinados receptores de histamina. Podem ser úteis nas reacções alérgicas e em algumas perturbações da dor neurovascular. Foi notificado um efeito analgésico direto para vários anti-histamínicos, como a difenidramina, a hidroxizina, a orfenadrina e a pirilamina.[119] A combinação de acetaminofeno tem um maior efeito analgésico do que o acetaminofeno isolado.[120]

9. Agentes Vasoactivos-

As perturbações da dor neurovascular podem ser influenciadas favoravelmente pelos agentes bloqueadores alfa-adrenérgicos que causam um efeito estimulante no músculo liso dos vasos sanguíneos periféricos e cranianos. Os agentes bloqueadores beta-adrenérgicos que diminuem as respostas vasodilatadoras aos estimulantes dos receptores beta-adrenérgicos também podem ter valor nas perturbações da dor neurovascular.

Foi registada a utilização eficaz de beta-bloqueadores no tratamento da enxaqueca.[121] A somatostatina foi considerada útil no tratamento das cefaleias em salvas e de outras cefaleias do trigémeo.[122]

10. Agentes neurolíticos-

Um medicamento neurolítico é um medicamento que destrói efetivamente um nervo. Pensava-se que os medicamentos neurolíticos eram muito úteis no tratamento da dor, até que se desenvolveu a compreensão da diferenciação da dor. Atualmente, sabe-se que a destruição de um nervo pode, de facto, conduzir a uma condição dolorosa. Por este motivo, os agentes neurolíticos são raramente utilizados atualmente. O fármaco neurolítico mais comum utilizado para destruir os nervos periféricos é o álcool etílico a 95%. O glicerol também tem sido utilizado como agente neurolítico.[1]

2. Agentes anestésicos:

Os anestésicos locais têm um papel essencial no controlo da dor, tanto a nível diagnóstico como terapêutico.[1,93] Os agentes anestésicos podem ser utilizados topicamente ou nos tecidos por injeção.

Anestésicos tópicos

Os anestésicos tópicos podem ser utilizados sob a forma de soluções, sprays, pomadas ou pastilhas. As pomadas solúveis em água que contêm um anestésico tópico e um germicida são úteis para o tratamento da alveolite dentária. Por vezes, os anestésicos tópicos podem ser misturados com outros medicamentos para aumentar o efeito de alívio da dor. Por exemplo, nalgumas neuropatias periféricas, uma combinação de lidocaína, amitriptilina e carbamazepina pode proporcionar alívio da dor.[1]

Os ensaios clínicos randomizados demonstraram um alívio da dor significativamente maior com o adesivo de lidocaína a 5% do que com os adesivos controlados por veículo em doentes com nevralgia pós-herpética e condições de dor neuropática periférica.[91,94]

Anestésicos locais injectáveis

Está disponível uma variedade de anestésicos locais injectáveis em diferentes concentrações, com ou sem vasoconstritores.

A dosagem adequada, a técnica correta, as precauções adequadas e a prontidão para situações de emergência são essenciais para a segurança e eficácia de todos os anestésicos locais.

Os anestésicos locais de ação prolongada, como o cloridrato de bupivacaína, são úteis. Uma revisão retrospetiva mostra que as injecções intramusculares cervicais inferiores de bupivacaína são úteis no tratamento da dor orofacial aguda.[1,95]

Quatro facetas da utilização terapêutica dos anestésicos são úteis a nível clínico, nomeadamente

a. Para parar a produção primária de dor

b. Para interromper o ciclo da dor

c. Para resolver a atividade dos pontos de gatilho miofaciais

d. Para induzir um bloqueio simpático

CAPÍTULO 8B

TRATAMENTO NÃO FARMACOLÓGICO DA DOR OROFACIAL

Fisioterapia:

A fisioterapia ajuda a aliviar a dor músculo-esquelética e a restaurar a função normal, alterando a entrada sensorial; reduzindo a inflamação; diminuindo, coordenando e fortalecendo a atividade muscular; e promovendo a reparação e regeneração dos tecidos. Na maioria dos casos, a fisioterapia é utilizada como adjuvante de outros tratamentos.7 A maior parte da fisioterapia enquadra-se numa de duas categorias gerais: modalidades e técnicas manuais. Embora estas categorias sejam discutidas separadamente, muitas vezes funcionam melhor quando são adequadamente selecionadas e combinadas de acordo com as necessidades individuais do doente.[73]

Modalidades de fisioterapia:

1. Termoterapia-

A termoterapia utiliza o calor como mecanismo principal e baseia-se na premissa de que o calor aumenta a circulação na área aplicada. Embora a origem da dor muscular não seja clara e seja complexa, a maioria das teorias defende que a condição inicial de diminuição do fluxo sanguíneo para os tecidos é responsável pela mialgia associada à dor muscular local. A termoterapia contraria esta situação criando uma vasodilatação nos tecidos afectados, o que leva à redução dos sintomas. O calor de superfície é aplicado colocando uma toalha quente e húmida sobre a área sintomática. Um biberão de água quente sobre a toalha ajudará a manter o calor. Esta combinação deve permanecer no local durante 10 a 15 minutos, não devendo exceder os 30 minutos. Pode ser utilizada uma almofada de aquecimento eléctrica, mas deve ter-se o cuidado de não a deixar sem vigilância. A radiação infravermelha é um sistema conveniente para aquecer partes do nosso corpo. Tem uma vantagem sobre o contacto direto, na medida em que a radiação pode aquecer diretamente a área onde se encontram os capilares sanguíneos e os terminais dos neurónios. A distância entre a área de tratamento e a lâmpada deve ser ajustada de acordo com o tempo de tratamento. Por exemplo, 20 polegadas = 20 minutos.[73]

2. Terapia Coolent

Tal como a termoterapia, a terapia do frio provou ser um método simples e frequentemente eficaz para reduzir a dor. Foi sugerido que o frio estimula o relaxamento dos músculos que estão em espasmo, aliviando assim a dor associada. O gelo deve ser aplicado diretamente na zona afetada e movido em movimentos circulares sem pressionar os tecidos. O gelo não deve ser deixado sobre os tecidos durante mais de 5 a 7 minutos. Após um período de aquecimento, pode ser desejável uma segunda aplicação. Pensa-se que, durante o aquecimento, há um aumento do fluxo sanguíneo para os tecidos, o que contribui para a sua reparação.[7,73]

A aplicação de spray vaporizador seguida de alongamentos musculares diminui a dor e a tensão muscular e pensa-se que inativa os pontos de gatilho miofaciais.

3. Ultrassom

Os ultra-sons são uma modalidade de tratamento físico frequentemente utilizada para problemas músculo-esqueléticos. Os ultra-sons são um método que produz um aumento da temperatura na interface dos tecidos e, por conseguinte, afectam os tecidos mais profundos do que o calor superficial. Os ultra-sons não só aumentam o fluxo sanguíneo nos tecidos profundos, como também parecem separar as fibras de colagénio. Isto melhora a flexibilidade e a extensibilidade dos tecidos conjuntivos. Sugere-se que o calor de superfície e os ultra-sons sejam utilizados em conjunto, especialmente no tratamento de doentes pós-traumáticos.[7,73,1]

4. Fonoforese

Os ultra-sons também têm sido utilizados para administrar medicamentos através da pele por um processo conhecido como fonoforese. Por exemplo, aplica-se creme de hidrocortisona a 10% numa articulação inflamada e o transdutor de ultra-sons é depois dirigido para a articulação. Os efeitos dos salicilatos e de outros anestésicos tópicos também podem ser melhorados desta forma.[73,1]

5. Iontoforese-

A ionotoforese é uma técnica que permite melhorar o transporte de iões de medicamentos através da barreira tecidular. Uma corrente fraca transporta os iões do medicamento, normalmente corticosteróides, através da pele para os tecidos mais profundos, onde o medicamento exerce o seu efeito. Os anestésicos locais e os anti-inflamatórios são medicamentos comuns utilizados com a iontoforese.[7,73]

6. Terapia de estimulação electrogalvânica (EGS)-

A EGS utiliza o princípio de que a estimulação eléctrica de um músculo provoca a sua contração. A EGS utiliza uma corrente monofásica de alta tensão, baixa amperagem e frequência variada. Um impulso elétrico rítmico é aplicado ao músculo, criando contracções e relaxamentos involuntários repetidos. A intensidade e a frequência destas contracções podem ser variadas de acordo com o efeito desejado e podem ajudar a quebrar os mioespasmos, bem como a aumentar o fluxo sanguíneo para os músculos. Ambos os efeitos levam a uma redução da dor nos tecidos musculares comprometidos. O EGS é também utilizado na terapia dos pontos de gatilho. [7,73,1]

7. Estimulação eléctrica nervosa transcutânea (TENS)

A TENS utiliza uma corrente bifásica de baixa tensão e baixa amperagem, de frequência variada, e foi concebida principalmente para a contraestimulação sensorial de perturbações dolorosas. Diminui a dor muscular e a hiperatividade e pode ajudar na reeducação muscular. Pode ser sentida como um formigueiro ou uma sensação vibratória sem contração muscular fásica; podem ocorrer algumas contracções tónicas menores em músculos próximos. A sua ação é imediata e geralmente limitada ao segmento que é estimulado, induzindo poucos ou nenhuns efeitos secundários. [1,7,126]

8. Acupunctura

A acupunctura tem sido utilizada para o tratamento da dor musculoesquelética crónica e das DTM. Os benefícios iniciais parecem ser comparáveis aos dos tratamentos mais convencionais das DTM, com redução da dor e aumento da função articular. Utiliza o sistema anti-nociceptivo do próprio corpo para reduzir os níveis de dor sentidos. A estimulação de certas zonas (ou pontos de acupunctura) parece provocar a libertação de endorfinas, que reduzem as sensações dolorosas ao inundar os interneurónios aferentes com estímulos sublimiares. Estes bloqueiam efetivamente a transmissão de impulsos nocivos e reduzem assim as sensações de dor. A estimulação intermitente de cerca de dois impulsos por segundo parece ser a mais eficaz para reduzir o desconforto associado à disfunção mastigatória.

A electroacupunctura (EA) utiliza uma corrente eléctrica de baixa frequência (2 Hz) mas de alta intensidade. É aplicada em locais cutâneos específicos, os acupontos. O efeito antinociceptivo não é imediato, sendo necessário um período de indução de 15 a 20 minutos. A analgesia pode ser segmentar ou geral. A antinocicepção dos dentes e da boca ocorre segmentarmente pela aplicação de EA no acuponto intraorbital. Os efeitos mais gerais provêm do acuponto HoKu, situado entre o polegar e o indicador. [1,7,73,125,126]

9. Tratamento a laser

Recentemente, a terapia com laser de baixa intensidade tem sido avançada para o tratamento das DTMs. Sugere-se que tenha efeitos bioestimulantes e analgésicos através da irradiação direta, sem causar uma resposta térmica. Pensa-se que um laser frio acelera a síntese de colagénio, aumenta a vascularização dos tecidos em cicatrização, diminui o número de microrganismos e reduz a dor. O tratamento com laser tem sido estudado em várias condições músculo-esqueléticas orofaciais. [7,73,123,124]

Técnicas manuais:

1. Massagem

A estimulação ligeira dos nervos sensoriais cutâneos exerce uma influência inibitória sobre a dor. Assim, uma massagem suave dos tecidos que cobrem uma zona dolorosa pode frequentemente reduzir a perceção da dor. O doente pode aprender técnicas de auto-massagem suaves e ser encorajado a fazê-las sempre que necessário para reduzir a dor. Esta técnica, juntamente com o alongamento indolor dos músculos, pode ser bastante útil para reduzir a dor. Estas técnicas também fazem com que o doente participe ativamente no tratamento, o que lhe pode dar uma importante sensação de controlo. A massagem profunda pode ser mais útil do que a massagem suave para restabelecer a função muscular normal. No entanto, a massagem profunda deve ser efectuada por outra pessoa, como um fisioterapeuta. A massagem profunda pode ajudar a mobilizar os tecidos, aumentando o fluxo sanguíneo para a área e eliminando os pontos de gatilho. Para aumentar a eficácia da massagem profunda, os doentes devem receber 10 a 15 minutos de calor húmido antes de iniciarem a massagem. O calor profundo tende a relaxar os tecidos musculares, diminuindo a dor e aumentando a eficácia da massagem profunda.[73,1]

2. Técnicas de pulverização e estiramento-

A principal técnica fisioterapêutica para o tratamento do ponto de gatilho miofacial é o spray e o estiramento. Utiliza-se uma mistura de fluorocarbonetos como vapocolante. Enquanto o músculo é moderadamente esticado, sem dor, o vapocolante é aplicado através de varrimentos paralelos numa direção. As varreduras são efectuadas a uma velocidade de cerca de 4 in/s. Após duas ou três passagens, o músculo deve ser reaquecido. No final do tratamento, deve ser aplicado calor húmido e iniciados exercícios de amplitude de movimentos. [1]

3. Exercício

Um programa de exercício ativo é importante para o desenvolvimento e manutenção do conforto, função e estabilidade normais dos músculos e das articulações. São geralmente recomendados três tipos de exercícios: (1) Exercícios repetitivos para estabelecer

(2) Exercícios isotónicos para aumentar a amplitude de movimento; e (3) Exercícios isométricos para aumentar a força muscular. A abertura e o fecho da boca em linha reta em frente ao espelho e/ou com a língua em contacto com o palato são exercícios comuns de abertura controlada da boca. Estes exercícios são prescritos para atingir objectivos específicos e são modificados à medida que o doente progride.[7,4]

Teoria Psicológica:

1. Terapia cognitiva

A terapia cognitiva baseia-se na teoria de que o afeto e o comportamento de um indivíduo são largamente determinados pela forma como ele estrutura o mundo. A estruturação do mundo por uma pessoa baseia-se em ideias e pressupostos. Na prática crónica da OFP, não é raro encontrar pacientes que expressam ideias baseadas em pressupostos errados. Pensamentos desadaptativos que levam a comportamentos que contribuem para a deficiência. A terapia cognitiva é um método eficaz de explorar estes pensamentos e de os abordar como parte do tratamento.

A terapia cognitivo-comportamental tenta alterar os padrões de pensamentos negativos e atitudes disfuncionais para promover pensamentos, emoções e acções mais saudáveis e adaptativas. O modelo cognitivo-comportamental sugere que os doentes desenvolvem convicções negativas e distorcidas relativamente às suas capacidades funcionais, diagnósticos, prognósticos e futuros. Estas convicções sobre a doença afectam o comportamento e são reforçadas quando a atividade ou o recondicionamento se revelam dolorosos. As intervenções de terapia cognitiva partilham quatro componentes básicos: educação, aquisição de competências, ensaio cognitivo e comportamental, e generalização e manutenção. O tratamento destina-se a identificar e a reformular as cognições negativas, ao mesmo tempo que aumenta o leque de actividades do doente. [4]

2. Formação para a redução do stress.

Muitos pacientes que sofrem de dor orofacial e/ou perturbações funcionais do sistema mastigatório não estão conscientes da possível relação entre o seu problema e o stress emocional. Por conseguinte, quando um doente chega ao médico com sintomas de dor, o primeiro tratamento consiste em educar a pessoa relativamente à relação entre o stress emocional e a ansiedade e o problema.

O stress emocional pode ser controlado, até certo ponto, voluntariamente. Uma vez identificados os factores de stress, o doente é encorajado, sempre que possível, a evitá-los. Embora nem todos os factores de stress possam ser evitados, a frequência e a duração dos mesmos devem ser reduzidas.

Os doentes devem ser encorajados, sempre que possível, a afastarem-se dos factores de stress e a substituírem-nos por outras actividades de que gostem - por exemplo, dedicando mais tempo ao desporto, a passatempos ou a actividades recreativas. Para alguns doentes, isto pode incluir algum tempo a sós. O exercício regular também pode ser um mecanismo ativo de libertação do stress. [1]

3. Terapia de relaxamento

As técnicas de relaxamento são utilizadas para acalmar de forma não dirigida e não para atingir um objetivo terapêutico específico. Nem sempre reduzem a intensidade da dor e são recomendadas como tratamento adjuvante. Os resultados da terapia de relaxamento podem ser mais significativos na redução da angústia associada à dor. Outros benefícios podem incluir a melhoria do sono, a redução da tensão dos músculos esqueléticos e a diminuição da fadiga.

A imagética guiada, por vezes considerada uma técnica de relaxamento, envolve a recordação de uma experiência agradável ou pacífica. Os doentes devem ser tranquilizados quanto ao facto de estarem a receber esta terapia não porque "a dor é imaginária e só precisam de relaxar", mas porque a terapia aborda uma área importante de angústia que surge da dor crónica.

As técnicas de relaxamento partilham dois componentes básicos: (1)

uma concentração repetitiva numa palavra, som, oração, frase, sensação corporal ou atividade muscular e (2) a adoção de uma atitude passiva em relação a pensamentos intrusos e o regresso à concentração. O treino de relaxamento produz efeitos fisiológicos opostos aos da ansiedade (ou seja, abrandamento do ritmo cardíaco, aumento do fluxo sanguíneo periférico e diminuição da tensão ou atividade muscular). Relaxar grupos musculares numa ordem fixa (relaxamento progressivo), imaginar-se num local associado a memórias agradáveis e relaxantes (imagens guiadas) e fazer ioga são exemplos. [7,73,1,4]

Biofeedback

O biofeedback é uma terapia estruturada baseada na teoria de que quando um indivíduo recebe informação sobre uma mudança desejada e é apoiado na realização dessa mudança, é mais provável que esta ocorra. Em geral, o treino de biofeedback requer equipamento para medir a atividade biológica, por exemplo, EMG de superfície para medir a atividade muscular. O equipamento é concebido com um circuito de feedback para que o doente possa receber feedback imediato relativamente ao seu desempenho.[126]

Os programas abrangentes de gestão do stress e de aconselhamento que envolvem uma combinação de biofeedback EMG, relaxamento progressivo e mudanças auto-dirigidas no estilo de vida parecem ser mais eficazes quando utilizados em conjunto do que qualquer tratamento comportamental isolado. A utilização de terapias comportamentais em conjunto com a terapia dentária também parece aumentar os efeitos terapêuticos globais.

CAPÍTULO 9

CONCLUSÃO

A dor associada aos tecidos duros e moles da cabeça, face e pescoço é uma queixa principal comum dos pacientes que procuram os médicos de saúde oral. As cefaleias, a patologia neurológica, músculo-esquelética e psicofisiológica, bem como o cancro, a infeção, os fenómenos auto-imunes e o traumatismo dos tecidos representam o leque de diagnóstico da queixa de dor orofacial. O potencial diversificado de dor proveniente das estruturas orofaciais torna a avaliação e a gestão da dor orofacial uma tarefa difícil.

A capacidade de permanecer imparcial durante a avaliação e o diagnóstico diferencial é da responsabilidade de cada médico. Devido às complexas inter-relações fisiológicas envolvidas nas queixas de dor orofacial, todos os médicos devem ser capazes de avaliar quando a sua perspicácia diagnóstica exige uma consulta. A responsabilidade do médico na gestão dos problemas de dor na boca e na face é dupla.

A responsabilidade inicial é o diagnóstico. Para tal, o dentista deve ter um conhecimento exato da ciência básica e clínica da dor orofacial. O clínico deve elaborar uma história relevante. Devem ser feitas perguntas adequadas, as respostas devem ser analisadas e os resultados devem ser sintetizados num diagnóstico diferencial inicial. Segue-se a avaliação clínica, incluindo o exame físico e os testes laboratoriais indicados, estudos imagiológicos e testes neurológicos. Se não for possível estabelecer um diagnóstico correto, o doente deve ser encaminhado para alguém considerado competente nessa área de prática.

A segunda responsabilidade de um médico está relacionada com a terapia. O médico deve ser capaz de explicar todos os resultados ao doente, bem como os pormenores do plano de tratamento, que deve ser consistente com os padrões de cuidados baseados na literatura científica. Se, em algum momento, a terapia não se revelar eficaz como planeado, o médico deve procurar a causa do fracasso e fazer as alterações necessárias num protocolo de tratamento. Quando o âmbito dos cuidados ultrapassa o indivíduo, o médico deve encaminhar o doente de forma adequada.

Muitos problemas de dor requerem uma gestão interdisciplinar. Tais problemas requerem uma boa relação de trabalho entre os terapeutas. Uma competência positiva e confiante, temperada por uma atitude razoável e cooperativa, deve equipar corretamente o dentista para trabalhar eficazmente em qualquer ambiente multidisciplinar, quer seja totalmente dentário ou combinado com a medicina dentária.

A procura de uma melhor gestão da dor orofacial levou ao estabelecimento da dor orofacial como uma disciplina no domínio da medicina dentária. Nos últimos anos, tem-se registado um aumento do interesse dos profissionais de medicina dentária pelas perturbações da dor orofacial. Este interesse motivou algumas universidades a iniciarem programas especializados no domínio da dor orofacial. Existem programas de formação em regime de residência, processos de certificação da direção e uma cooperação crescente entre grupos de defesa, universidades, organizações profissionais e agências federais. Atualmente, é sem dúvida uma altura empolgante para estar neste campo de estudo.

BIBLIOGRAFIA

1. Okeson JP. As dores orofaciais de Bell. 6th edition. 2005. Quintessence Publishing Co. 1-548

2. Guyton C Hall JE. Textbook of medical physiology. 11th edition. 2006 Elsevier. Sensações somáticas: II Dor, cefaleias e sensações térmicas, 598-603.

3. Michael L. Whitworth. A história da dor. Sociedade de Dor de Indiana. 1-25

4. Greenberg MS, Glick M, Ship JA. Burket's Oral Medicine. 11th edition. 2008. B.C. Decker Inc. Dor Orofacial, 257-288.

5. Scott S, Rossi D. Dor orofacial: uma cartilha. Dent Clin N Am. 2013; 57: 383-392

6. Greenberg MS, Glick M, Ship JA. Burket's Oral Medicine. 9th edition. B. C. Decker Inc. Dor Orofacial, 289.

7. Leeuw R. Diretrizes para a avaliação, diagnóstico e tratamento da dor orofacial. 4ª edição. 1008. Quintessence Publishing Co. 1-257

8. Bennet CR. Anestesia local de Monheim e controlo da dor na prática dentária. 7ª edição. Editora CBS

9. Meechan JC, Robb ND, Seymour RA. Controlo da dor e da ansiedade para o paciente dentário consciente. 6998. Oxford University Press

10. Snell RS. Clinical Neuroanatomy. 7th edition. 2010. Wolters Kluwer. A neurobiologia do neurónio e da neuroglia, 34-37.

11. Malamed SF. Manual de anestesia local. 5th edition. 2004. MOSBY Inc. Neurofisiologia, 3-15.

12. Merrill RL. Central mechanisms of Orofacial pain (Mecanismos centrais da dor orofacial). Dent Clin N Am. 2007; 51: 45-59

13. Tandon OP, Malhotra V, Tandon S at al. Neurophysiology of pain: insight to orofacial pain. Indian J Physiol Pharmacol 2003; 47(3)

14. Benoliel R, Kahn J, Eliav E. Neuropatias periféricas traumáticas e dolorosas do trigémeo. Oral Diseases. 2012; 18: 317-332.

15. Sarlani E, Balciunas BA, Grace EG. Dor orofacial - parte I: avaliação e tratamento de causas músculo-esqueléticas e neuropáticas. Questões clínicas da AACN. 2005; 16(3): 333346

16. Birnbaum W, Dunne SM. Diagnóstico oral - o guia do clínico. 1st edition. 2006. Elsevier. Dor Orofacial, 304.

17. Tyldesley WR, Field A, Longman L. Tyldesley's oral medicine. 5th edition. 2007. Oxford University Press. Dor facial e distúrbios neurológicos, 175.

18. Classificação internacional das cefaleias, 3rd edição (versão beta). Cephalalgia. 2013; 33(9): 629-808

19. Okeson JP. Dor orofacial - Diretrizes para avaliação, diagnóstico

e tratamento. 1st edition. 1996. Quintessence Publishing Co. 1- 222

20. Sharav Y, Benoliel R, Sessk BJ. Dor orofacial e cefaleias. 1st edition. 2008. Elsevier. 193-294

21. Benoliel R, Eliav E. Distúrbios primários de cefaleias. Dent Clin N Am. 2013; 57: 513-539

22. Mullins CD, Weis KA, Perfetto EM et al. Triptans for migraine therapy: Uma comparação baseada no número necessário para tratar e nas doses necessárias para tratar. J Managed Care Pharm. 2005; 11(5): 394-402

23. Adelman JU, Belsey J. Meta-análise da terapia com triptanos para a enxaqueca: Número necessário para tratar e custo relativo para obter alívio em 2 horas. J Managed Care Pharm. 2003; 1(9): 45-52

24. Weinmann D, Nicastro O, Akala O et al. Parenteral treatment of episodic tension-type headache: a systematic review. Headache. 2014 ;54(2): 260-268

25. Ashkenazi A, Schwedt T. Cefaleia em salvas - tratamento agudo e profilático. Headache. 2011; 51: 272-286

26. Schnabel A, Bennet M, Schuster F et al. Oxigenoterapia hiperbárica ou normobárica para tratar a enxaqueca e a cefaleia em salvas: Revisão Cochrane. Schmerz. 2008; 22(2): 129-32

27. Goadsby PJ, Cittadini E, Cohen CS. Cefalalgias autonómicas do trigémeo: Hemicrania paroxística, SUNCT/SUNA e hemicrania contínua. Seminários em neurologia. 2010;   3(2): 186-191

28. Malik NA. Livro de texto de cirurgia oral e maxilofacial. 2nd edition. 2008. Jaypee brothers medical publishers P Ltd. Neuralgia do trigémeo e seu tratamento, 685-697

29. Hupp WS, Firriolo FJ. Nevralgias cranianas. Dent Clin N Am. 2013; 57: 481-495

30. Hasan S, Khan NI, Sherwani OA. Neuralgia do trigémeo: An overview of literature with emphasis on medical management. International Research Journal of Pharmacy. 2012; 3(11):235-238

31. Jorns TP, Zakrzewska JM. Abordagem baseada em evidências para o tratamento médico da nevralgia do trigémeo. British Journal of Neurosurgery, junho de 2007; 21 (3): 253 - 261

32. Joffroy A, Levivier M, Massager N. Trigeminal neuralgia pathophysiology and treatment. Ata neurol. Belg., 2001; 101: 20-25

33. Chole R, Patil R, Degwekar S et al. Tratamento medicamentoso para a nevralgia do trigémeo: Uma revisão sistemática da literatura. J Oral Maxillofac Surg. 2007; 65: 40-45

34. Leveque M, Park MC, Melhaoui A et al. Radiocirurgia com bisturi gama para a nevralgia do glossofaríngeo: Marsellie experience.

Journal of radiosurgery and SBRT. 2011; 1:4146

35. Roxas M. Herpes zoster e nevralgia pós-herpética: diagnóstico e considerações terapêuticas. Altern Med Rev. 2006; 11(2): 102-113

36. Dworkin RH, Gnann AW, Oaklander AL. Diagnóstico e avaliação da dor associada ao herpes zoster e à nevralgia pós-herpética. Pain. 2008; 9(1): 37-44

37. Snedecor SJ, Sudharshan L, Cappelleri JC et al. Revisão sistemática e meta-análise de terapias farmacológicas para a dor associada à nevralgia pós-herpética e condições neuropáticas menos comuns. Int J Clin Pract. 2014; 2. doi: 10.1111/ijcp.12411.

38. Melis M, Lobo SL, Ceneviz C et al. Odontalgia atípica: Uma revisão da literatura. Headache. 2003; 43: 1060-1074

39. Bosch-Aranda ML, Vázquez-Delgado E, Gay-Escoda C. Odontalgia atípica: uma revisão sistemática seguindo os princípios da medicina dentária baseados na evidência. Cranio. 2011; 29(3): 219-226

40. Thoppay JR, Scott S, Rossi D et al. Síndrome da boca ardente. Dent Clin N Am. 2013; 57: 497-512

41. Serra MPM, Llorca CS, Donat FJS. Tratamento framacológico da síndrome da boca ardente: uma revisão e atualização. Med Oral Patol Oral Cir Bucal. 2007; 12: 299-304.

42. Patton LL, Siegel MA, Benoliel R et al. Gestão da síndrome da boca ardente: revisão sistemática e recomendações de gestão. Oral Surg Oral Med Oral Pathol Oral Radiol Endod. 2007; 103: 1-13.

43. Ozawa A. Tratamento da nevralgia pós-herpética. JAMJ. 2004; 47(11): 529-536

44. Marinus J, Moseley GL, Birklein F et al. Clinical features and pathophysiology of complex regional pain syndrome (Caraterísticas clínicas e fisiopatologia da síndrome da dor regional complexa). Lancet Neurol. 2011; 10: 637-48

45. Perez RS, Zollinger PE, Dijkstra PU. Diretrizes baseadas em evidências para a síndrome de dor regional complexa tipo 1. Neurology. 2010, 10:20

46. Epstein JB. Grushka M, Le N. Clonidina tópica para a dor orofacial: Um estudo piloto. J Orofacial pain. 1997; 11: 346-352

47. Napenas JJ. Distúrbios da dor intra-oral. Dent Clin N Am. 2013; 57: 429-447

48. Chandra BS, Krishna VP. A prática endodôntica de Grossman. 12th edition. 2010. Wolters Kluwer Health. Métodos de diagnóstico clínico, 53-71.

49. Rajendran R, Sivapathasundharam B. Shafer's textbook of oral pathology. 6th edition. 2009. Elsevier. Doenças da polpa e dos tecidos

periapicais, 474-500

50. Walters PA. Hipersensibilidade dentinária: Uma revisão. J Contemp Dent Pract. 2005; 6(2): 107-117

51. Abott PV. Classificação, diagnóstico e manifestações clínicas da periodontite apical. Endodontic topics. 2004; 8: 36-54

52. Newman MG, Takel HH, Klokkevold PR et al. Carranza's clinical periodontology. 10th edition. 2006. Saunders. Periodontite ulcerativa necrosante, 500-505.

53. Patel PV, Kumar SG, Patel A. Abcesso periodontal: Uma revisão. Jornal de investigação clínica e de diagnóstico. 2011; 5(2): 404-409

54. Moloney J, Stassen LFA. Pericoronite: tratamento e um dilema clínico. Journal of the irish dental association. 2009; 55(4): 190-192

55. Laskin DM. Cirurgia oral e maxilofacial Vol 2. 2009. Editora AITBS. Extração de dentes - Exodontia, 42-44.

56. Hedstrom L, Sjogren P. Estimativas de efeito e qualidade metodológica de ensaios clínicos aleatórios sobre a prevenção da osteíte alveolar após extração dentária: uma revisão sistemática. Oral surgery, Oral Medicine, Oral Pathology, Oral Radiology, and Endodontology. 2007; 103(1): 8-15

57. Cohen S, Hargreaves KM. Pathways of the pulp (Vias da polpa). 9th edition. 2006. MOSBY Inc. Procedimentos de diagnóstico, 2-24.

58. Ingle JJ, Backland LK, Baumgartner JC. Endodontia de Ingle. 6th edition. 2008. BC Decker Inc. Diagnóstico da doença endodôntica, 532-544.

59. Roxanne S, Leung, Katial R. O diagnóstico e a gestão da sinusite aguda e crónica. Prim Care Clin Office Pract. 2008; 35: 11-24

60. Lopez JL, Vicente LG, Salas EJ et al. Dor orofacial de origem cardíaca: revisão da literatura e casos clínicos. Medicina e patologia oral. 2012; 17(4): 538-44

61. Vivek V, Nair BJ. Estomatite aftosa recorrente: Conceitos actuais de diagnóstico e gestão. Jornal da Academia Indiana de Medicina Oral e Radiologia. 2011; 23(3): 232236

62. Greenberg MS, Glick M. Burket's Oral Medicine diagnosis and treatment. 10th edition. 2003. BC Deker Inc. Dor orofacial, 307-340

63. Liu F, Steinkeler A. Epidemiologia, diagnóstico e tratamento das desordens temporomandibulares. Dent Clin N Am. 2013; 57: 465-479

64. Fricton JR, Kroening RJ, Hathway KM. Fricton's TMJ and craniofacial pain - diagnosis and management. 1st edition. 2000. Editores e distribuidores de toda a Índia. Distúrbios articulares: Derangements and degeneration, 85-130.

65. Barkin S, Weinberg S. Distúrbios internos da articulação temporomandibular: O papel da cirurgia artroscópica e da

artrocentese. J Can Dent Assoc. 2000; 66: 199-203

66. Herb K, Cho S, Stiles MA. Dor e disfunção da articulação temporomandibular. Relatórios actuais sobre dor e cefaleias. 2006; 10:408-414

67. Marotti M. Imagiologia das perturbações da articulação temporomandibular. Ciências médicas. 2010; 34: 135-148

68. Senye M, Mir CF, Morton S, et al. Medicamentos anti-inflamatórios não esteróides tópicos para o tratamento da dor degenerativa da articulação temporomandibular: uma revisão sistemática. J Orofac Pain. 2012; 26(1): 26-32.

69. Maia MLM, Bonjardim LR, Quintans JSS et al. Efeito da terapia laser de baixa intensidade nos níveis de dor em pacientes com distúrbios da articulação temporomandibular: Uma revisão sistemática. J Appl Oral Sci. 2012; 20(6): 594-602

70. Ebrahim S, Montoya L, Busse JW et al. A eficácia da terapia com talas em pacientes com distúrbios temporomandibulares: uma revisão sistemática e meta-análise. J Am Dent Assoc. 2012; 143(8): 847-57.

71. Manfredini D, Piccotti F, Guarda-Nardini L. Ácido hialurónico no tratamento de distúrbios da ATM: uma revisão sistemática da literatura. Cranio. 2010; 28(3): 166-76.

72. Scott S, Rossi D, Stern I et al. Distúrbios dos músculos mastigatórios. Dent Clin N Am. 2013; 57: 449-464

73. Okeson JP. Gestão de desordens temporomandibulares e oclusão. 6th edition. 2008. Elsevier. 1 -756

74. Freitas RF, Ferreira MA, Barbosa GA, et al. Conuseling e terapias de auto-gestão para desordens temporomandibulares: uma revisão sistemática. J oral rehabil. 2013; 40(11): 864-874

75. Forssell H, Kalso E, Koskela P et al. Tratamentos oclusais em desordens temporomandibulares: uma revisão sistemática qualitativa de ensaios controlados aleatórios. Pain. 1999; 83(3): 549-560

76. Al-AniMZ,Davies SJ,Gray RJM et al. Terapia com talas de estabilização para a síndrome de disfunção da dor temporomandibular. Base de dados Cochrane de revisões sistemáticas. 2004; 1: 1-38

77. Mueller JB, McStay CM. Infeção e inflamação ocular. Emerg Med Clin N Am. 2008; 26: 57-72

78. Ely JW, Hansen MR, Clark EC. Diagnóstico da dor de ouvido. Am Fam Physician. 2008; 77(5): 621-628

79. Stern I, Martin S, Greenberg. Avaliação clínica de pacientes com dor orofacial e desordens temporomandibulares. Dent Clin N Am. 2013; 57: 393-404

80. Ferreira ACC, Oltramari PVP, Navarro RL et al. Exame das desordens temporomandibulares no paciente ortodôntico: um guia clínico. J Appl Oral Sci. 2007;15(1):77-82

81. Caraceni A, Cherny N, Fainsinger R et al. Pain Measurement Tools and Methods in Clinical Research in Palliative Care: Recommendations of an Expert Working Group of the European Association of Palliative Care (Recomendações de um grupo de trabalho de peritos da Associação Europeia de Cuidados Paliativos). Journal of Pain and Symptom Management. 2002; 23(3): 239-255

82. Eliv E, Gracely RH, Nahlieli O et al. Quantitative sensory testing in trigeminal nerve assessment (Teste sensorial quantitativo na avaliação do nervo trigémeo). Jornal de Dor Orofacial. 2004; 18(4): 339-344

83. Swash M, Glynn H. Hutchison's clinical methods. 22nd edition. 2007. Elsevier. Sistema nervoso, 236-252.

84. Alagappan R. Manual de medicina prática. 4th edition. 2011. Publicação médica dos irmãos Jaypee Ltd. Sistema nervoso. 441-445

85. Vakil RJ, Golwalla AF, Golwalla SA. Diagnóstico físico - um livro didático de sintomas e sinais físicos. Neurologia, 417424.

86. Bricker SL, Langlais RP, Miller ES. Oral Diagnosis, Oral Medicine and treatment planning.2nd edition. 2002. BC Decker Inc. Exame

clínico extra-oral, 67-70.

87. Tripathi KD. Essentials of pharamacology for dentistry. 1st edition. 2008. Jaypee brothers medical publishers. 315-341

88. Pardutz A, Schoenen J. NSAIDs in the Acute Treatment of Migraine: Uma revisão dos dados clínicos e experimentais. Pharmaceuticals. 2010; 3: 1966-1987

89. Schlansky B, Hwang JH. Prevenção da gastropatia induzida por fármacos anti-inflamatórios não esteróides. J Gastroenterol 2009; 44[Suppl XIX]:44-52

90. Jovey RD, Ennis J, Gardner Jet al. Use of opioid analgesics for the treatment of chronic noncancer pain - A consensus statement and guidelines from the Canadian Pain Society, 2002. Pain Res Manage 2003;8(Suppl A):3A-14A

91. Dworkin RH, Connor AB, Backonja M. Pharmacologic management of neuropathic pain: Recomendações baseadas em evidências. Pain 132 (2007) 237-251

92. Gilron I, Bailey JM, Dongsheng T. Morphine, Gabapentin, or Their Combination for Neuropathic Pain (Morfina, Gabapentina ou a sua combinação para a dor neuropática). N Engl J Med 2005;352:1324-34

93. Meechan JC, Robb ND, Seymour RA. Controlo da dor e da

ansiedade para o paciente dentário consciente. 1998. Oxford University Press. Anatomia e fisiologia da transmissão da dor, 14-17.

94. Illanes GC, Roa R, Pineros JL et al. Uso de emplastro medicado com lidocaína a 5% para tratar dor neuropática localizada secundária a lesão traumática de nervos periféricos. Anestesia Local e Regional 2012:5 47-53

95. Mellick LB, Mellick GA. Tratamento da Dor Orofacial Aguda com Injecções de Bupivacaína Intramuscular Cervical Inferior: Uma revisão retrospetiva de 1 ano de 114 pacientes. J OROFAC PAIN 2008;22:57-64

96. Verdu B, Decosterd I,Buclin T et al. Antidepressants for the Treatment of Chronic Pain. Medicamentos 2008; 68 (18): 2611 -2632

97. Martin WJ, Perez RS, Tuinzing DB, et al. Eficácia dos antidepressivos na dor orofacial: uma revisão sistemática. Int J Oral Maxillofac Surg. 2012; 41(12): 1532-1539

98. Nagashima W, Kimura H, Ito M et al. Eficácia da duloxetina no tratamento da dor orofacial crónica não orgânica. Clin Neuropharmacol. 2012 Nov;35(6):273-7.

99. Jorns TP, Zakrzewska JM. Abordagem baseada em evidências para o tratamento médico da nevralgia do trigémeo. British Journal of Neurosurgery, junho de 2007; 21 (3): 253 - 261

100.Hasan S, Khan NI, Sherwani OA. Neuralgia do trigémeo: An overview of literature with emphasis on medical management. International Research Journal of Pharmacy. 2012; 3(11):235-238

101.Zakrzewska JM, Patsalos PN. Oxcarbazepina: um novo medicamento no tratamento da nevralgia do trigémeo intratável. Journal of Neurology, Neurosurgery, and Psychiatry 1989;52:472-476

102.Backonja M, Beydoun A, Edwards KR et al. Gabapentina para o tratamento sintomático da neuropatia dolorosa em doentes com diabetes mellitus - Um ensaio aleatório controlado. JAMA 1998; 280: 1831-1836

103.Bone M, Critchley P, Buggy DJ. Gabapentin in postamputation phantom limb pain: a randomized, doubleblind, placebo-controlled, cross-over study. Reg Anesth Pain Med. 2002 Sep-Out;27(5):481-6.

104.Abbass K. Efficacy of gabapentin for treatment of adults with phantom limb pain (Eficácia da gabapentina no tratamento de adultos com dor do membro fantasma). Ann Pharmacother. 2012 Dec;46(12):1707-11

105. Seventer RV, Feister HA, Young JP. Eficácia e tolerabilidade da pregabalina duas vezes por dia no tratamento da dor e da interferência no sono relacionada com a nevralgia pós-herpética: um ensaio aleatório de 13 semanas. Current Medical Research and

Opinion. 2006; 22: 375-384

106.Sabatowski R, Galvez R, Cherry DA et al. Pregabalin reduces pain and improves sleep and mood disturbances in patients with post-herpetic neuralgia: results of a randomised, placebo-controlled clinical trial. Pain. 2004 maio;109(1-2):26-35.

107.Stanko JR. Revisão dos relaxantes orais do músculo esquelético para o profissional de distúrbios craniomandibulares (DMC). Cranio. 1990 Jul;8(3):234-43.

108.Lago AE. Tizanidina para a profilaxia da cefaleia crónica diária (enxaqueca crónica): Um estudo de resultados multicêntrico, duplamente cego e controlado por placebo. Estudos Avançados em Medicina. 2002; 2(16): 575-577

109.Saper JR, Lake AE, Cantrell DT et al. Chronic daily headache prophylaxis with tizanidine: a double-blind, placebo-controlled, multicenter outcome study. Headache. 2002 Jun;42(6):470-82

110.Chang TH, Yuh DY, Lee MS. Efeito Terapêutico da Combinação de Relaxante Muscular e Correção da Postura em Pacientes com Síndrome de Disfunção Dolorosa Miofascial da Disfunção Temporomandibular. J Med Sci 2013;33(4):183- 189

111.Turturro MA, Frater CR, D'Amico FJ. Cyclobenzaprine with ibuprofen versus ibuprofen alone in acute myofascial strain: a randomized, double-blind clinical trial. Ann Emerg Med. 2003

Jun;41(6):818-26

112. Danhauer SC, Miller CS, Rhodus NL. Impacto do diagnóstico baseado em critérios da síndrome da boca ardente no resultado do tratamento. Jornal de Dor Orofacial. 2002; 16(4): 305-311

113. Grushka M, Epstein J, Mott A. An open-label, dose escalation pilot study of the effect of clonazepam in burning mouth syndrome. Oral Surg Oral Med Oral Pathol Oral Radiol Endod. 1998 Nov; 86(5):557-61.

114. Devor M, Govrin-Lippmann R, Raber P. Os corticosteróides suprimem a descarga neural ectópica com origem em neuromas experimentais. Pain. 1985 Jun; 22(2):127-37.

115. Khobragade AA, Patel SB, Pophale RR. Analgesic and Anti-inflammatory Activity of Roxithromycin and Erythromycin, Alone and in Combination with Ibuprofen: An Animal Study. IOSR Journal of Pharmacy. 2012, Nov.-Dez; 1(1): 015-021

116. Ocana M, Baeyens JM. Efeitos analgésicos dos antibióticos aminoglicosídeos administrados centralmente em ratos. Neurosci Lett. 1991 May 13;126(1):67-70

117. Baker D, Eisen D. Valacyclovir for Prevention of Recurrent Herpes Labialis: 2 Double-Blind, Placebo-Controlled Studies. Theraputics for the clinician. 2003; 71: 239-242

118. Tyring S. Famocyclovir therapy for herpes simplex and herpes zoster infections. Carta de terapia da pele. 2001; 6(12): 1-6

119. Rumore MM, Schlichting DA. Eficácia clínica dos anti-histamínicos como analgésicos. Pain. 1986 Abr;25(1):7-22.

120. Sunshine A, Zighelboim I, De Castro A et al. Augmentation of acetaminophen analgesia by the antihistamine phenyltoloxamine. J Clin Pharmacol. 1989 Jul;29(7):660-4.

121. Rahimtoola H, Buurma H, Tijssen CC. Incidence and determinants of migraine prophylactic medication in the Netherlands (Incidência e factores determinantes da medicação profilática para a enxaqueca nos Países Baixos). Eur J Clin Pharmacol. 2002; 58:149-155

122. May A, Leone M, A'fra J. EFNS guidelines on the treatment of cluster headache and other trigeminalautonomic cephalalgias. Jornal Europeu de Neurologia 2006, 13: 1066-1077

123. Tengrungsun T, Mitriattanakul S, Phonlakom B et al. Is Low Level Laser Effective for the Treatment of Orofacial Pain? Uma revisão sistemática. O jornal da prática craniomandibular. 2012; 30(4): 280-285

124. Melchior MO, Veneziati GC, Machado BCZ et al. A Terapia Laser de Baixa Intensidade Reduz a Dor e Altera as Condições Miofuncionais Orofaciais? The journal of craniomandibular & sleep

practice. 2013; 31(2): 133-139

125.La Touche R, Goddard G, De-la-Hoz JL et al. Acupunctura no tratamento da dor em desordens temporomandibulares: uma revisão sistemática e meta-análise de ensaios controlados aleatórios.

126.Jedel E, Carlsson J. Biofeedback, acupunctura e estimulação nervosa transcutânea no tratamento de desordens temporomandibulares: uma revisão sistemática. Physical therapy reviews. 2003; 8(4): 217-223

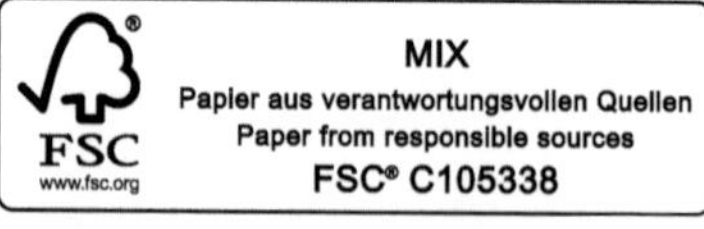

Printed by Books on Demand GmbH, Norderstedt / Germany